Wolter/Seide (Hrsg.) Berufskrankheit 2108

Springer
*Berlin
Heidelberg
New York
Barcelona
Budapest
Hong Kong
London
Mailand
Paris
Tokyo*

D. Wolter   K. Seide   (Hrsg.)

Berufskrankheit 2108

Kausalität und Abgrenzungskriterien

Mit 55 Abbildungen und 20 Tabellen

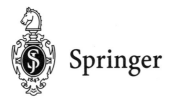

Springer

Prof. Dr. med. Dietmar Wolter
Dr. med. Klaus Seide

Abt. für Unfall- und Wiederherstellungschirurgie
Berufsgenossenschaftliches Unfallkrankenhaus Hamburg
Bergedorfer Straße 10, 21033 Hamburg

ISBN 3-540-59141-9 Springer-Verlag Berlin Heidelberg New York

CIP-Eintrag beantragt.

Dieses Werk ist urheberrechtlich geschützt. Die dadurch begründeten Rechte, insbesondere die der Übersetzung, des Nachdrucks, des Vortrags, der Entnahme von Abbildungen und Tabellen, der Funksendung, der Mikroverfilmung oder der Vervielfältigung auf anderen Wegen und der Speicherung in Datenverarbeitungsanlagen, bleiben, auch bei nur auszugsweiser Verwertung, vorbehalten. Eine Vervielfältigung dieses Werkes oder von Teilen dieses Werkes ist auch im Einzelfall nur in den Grenzen der gesetzlichen Bestimmungen des Urheberrechtsgesetzes der Bundesrepublik Deutschland vom 9. September 1965 in der jeweils geltenden Fassung zulässig. Sie ist grundsätzlich vergütungspflichtig. Zuwiderhandlungen unterliegen den Strafbestimmungen des Urheberrechtsgesetzes.

© Springer-Verlag Berlin Heidelberg 1995
Printed in Germany

Die Wiedergabe von Gebrauchsnamen, Handelsnamen, Warenbezeichnungen usw. in diesem Werk berechtigt auch ohne besondere Kennzeichnung nicht zu der Annahme, daß solche Namen im Sinne der Warenzeichen- und Markenschutz-Gesetzgebung als frei zu betrachten wären und daher von jedermann benutzt werden dürften.
Produkthaftung: Für Angaben über Dosierungsanweisungen und Applikationsformen kann vom Verlag keine Gewähr übernommen werden. Derartige Angaben müssen vom jeweiligen Anwender im Einzelfall anhand anderer Literaturstellen auf ihre Richtigkeit überprüft werden.

Satz: Elsner & Behrens GmbH, Oftersheim
SPIN: 10497217   24/3135-5 4 3 2 1 0 – Gedruckt auf säurefreiem Papier

Geleitwort

Rund 30000 Anzeigen, aber bisher keine 100 Anerkennungen belegen, daß die neuen Berufskrankheiten zur Wirbelsäule (ab 1.1.1993) weniger rentenrelevant, als vielmehr für die Prävention und die Rehabilitation von Bedeutung sind. Das liegt im wesentlichen an den hohen rechtlichen Hürden, die der Verordnungsgeber durch den Regelungswortlaut aufgebaut hat. Die Aufgabe der Berufsgenossenschaften lag in den ersten Monaten darin, Maßnahmen zur Prävention (u.a. § 3 BeKV) zu ergreifen und Kriterien zur Abgrenzung der Zuständigkeit zwischen Kranken- und Unfallversicherung zu erarbeiten.

In bezug auf die Kausalität als Abgrenzungsschlüssel sollte unser Augenmerk indes nicht in der Beantwortung der Frage liegen, ob für einen berufsbezogenen Wirbelsäulenschaden ein mono- oder mehrsegmentales Erkrankungsbild typisch ist. Der interdiziplinäre Mitarbeiterkreis hat vielmehr die Gelegenheit, sich projektbezogen einem Thema zu widmen, das momentan von den vielfältigen Erkenntnissen lebt.

Wir, Versicherungsträger und Ärzte, benötigen Anregungen, auch für wichtige Forschungsansätze. Die Träger der gesetzlichen Unfallversicherung haben dazu bereits die Grundlagen gelegt. In einem Forschungsvorhaben läßt der Hauptverband der gewerblichen Berufsgenossenschaften ein „Zentralregister Wirbelsäule" aufbauen. Forschungsleiter ist Professor Hansis von der Universität Bonn.

Dort werden sämtliche Gutachten und Expositionsdaten der UV-Träger in anonymisierter Form erfaßt und vielfältig ausgewertet. Wir erhoffen uns von diesem umfassenden Forschungsprojekt Erkenntnisse für die Prävention, für die Rehabilitation und für das Abgrenzungsproblem, aber auch Ansätze für weitere Forschungsvorhaben.

F. Mehrhoff

Vorwort

Die neue Berufskrankheit hat nicht nur die Vertreter der gesetzlichen Unfallversicherungen, sondern auch alle Gutachter und Wissenschaftler vor eine ungewöhnlich schwierige Aufgabe gestellt. Tausende Anträge müssen bearbeitet werden, die Gutachtenwelle hat Gutachter und Gutachtenkommissionen erreicht und gleichzeitig ist eine intensive wissenschaftliche Diskussion in Gang gesetzt.

In diesem Expertengespräch soll nicht nur das Wissen des Einzelnen addiert, sondern durch Wissensaustausch neues Wissen zu geschaffen werden.

Es wäre ein Fehler, wenn wir die Herausforderung, vor der wir jetzt stehen, nur als Last empfinden. Größer ist die Chance zu bewerten, neue Zusammenhänge zu erkennen, neues Wissen zu schaffen und gerechter zu urteilen.

Die neue Berufskrankheit ist nicht nur für den engagierten ärztlichen Gutachter interessant, sondern sie wird auch dazu führen, daß die Kenntnisse der Physiologie und Pathophysiologie sowie der Biomechanik des muskuloskelettalen Systems des Achsenorganes wesentlich erweitert werden.

Was erreicht werden sollte, ist der Austausch von gesicherten Fakten im Zusammenhang mit der Belastung und ihrer Auswirkung, auch wenn der Gesetzgeber die grundsätzliche Frage der Kausalität schon bejaht hat. Gemeinsam müssen dann in Detailarbeit und Feinabstimmung die Abgrenzungskriterien genauer definiert werden.

Auch wenn in einer freundschaftlichen Atmosphäre hart diskutiert wird, sollte immer das Bemühen im Vordergrund stehen, den Konsens zu suchen und zu finden. Wir brauchen diesen Konsens, damit wir den vielen Gutachtern und Gutachtenkommissionen Kriterien in die Hand geben, die sie für ihre Arbeit benötigen.

D. Wolter

Inhaltsverzeichnis

**Teil I. Gesetzliche Grundlagen,
Wissensstand der Epidemiologie**

Die Grundlagen der Einführung der BK 2108
im Jahre 1992 aus arbeitsmedizinischer Sicht
(Epidemiologie)
U. Bolm-Audorff 3

Die Problematik der gesetzlichen Grundlagen
aus juristischer Sicht
St. Brandenburg 16

Berufliche Belastungen und bandscheibenbedingte
Erkrankungen der LWS:
Derzeitiger Kausalitätswissensstand in der Literatur?
V. Grosser, K. Seide und D. Wolter 26

Auswertung epidemiologischer Untersuchungen
zum Maurerberuf unter Kausalitätsgesichtspunkten
U. Rehder und W. Karmaus 39

Bandscheibenbedingte Erkrankungen
der Wirbelsäule – Untersuchungen zur Frage
der beruflichen Verursachung
*F. Hofmann, M. Michaelis, A. Siegel, U. Stößel
und U. Stroink* 47

**Teil II. Anatomie und Biomechanik
der Bandscheibendegeneration**

Die Wirbelsäule – eine Fehlentwicklung
der Evolution?
R. Putz und M. Müller-Gerbl 65

Biomechanische Analyse der Belastungen
im LWS-Bereich
E. Schneider und M. Morlock 73

Natürlicher Verlauf der Bandscheibendegeneration
und ihre Auswirkung auf die LWS:
Gibt es einen Unterschied bei der
bandscheibenbedingten Erkrankung der Wirbelsäule
ohne und mit beruflicher Exposition?
Ch. Schreiner und J. Krämer 94

Die Belastungsschäden der LWS im Sport
M. Kunz 102

Charakterisierung der arbeitstechnischen
Voraussetzungen beim Heben und Tragen schwerer
Lasten sowie bei extremen Rumpfbeugehaltungen
J. Kupfer und E. Christ 109

**Teil III. Mono- und mehrsegmentale Manifestation,
richtungsgebende Verschlimmerung,
Begutachtungspraxis**

Aktueller Stand der Meinungsbildung
zur Frage der Verschlimmerung und des mono- bzw.
mehrsegmentalen Wirbelsäulenschadens als BK 2108
O. Blome 113

Ist die monosegmentale Manifestation
bandscheibenbedingter Erkrankungen
der Wirbelsäule mit dem Vorliegen
einer Berufserkrankung zu vereinbaren?
D. Wolter, K. Seide und V. Grosser 120

Ist die mehrsegmentale Manifestation
der bandscheibenbedingten LWS-Erkrankung
für das Vorliegen einer Berufskrankheit zu fordern?
E. Ludolph 123

Welche Bedeutung hat die richtungsgebende
Verschlimmerung im Bereich der BK 2108?
M. Hansis 130

Berufskrankheiten 2108–2110 – Begutachtung
P.-M. Hax und G. Hierholzer 134

Teil IV. Bisherige Erfahrungen, Falldiskussion, Zukunftsaspekte

Bisherige Erfahrungen mit der Begutachtung
im Pflegebereich
K. Seide und D. Wolter 161

Bisherige Erfahrungen bei Bauarbeitern
und in Pflegeberufen mit der Begutachtung
gemäß BK 2108
E. Hartwig, L. Kinzl, R. Eisele und P. Katzmeier 169

Teil V. Diskussion
Zusammengefaßt und redigiert von
K. Seide und D. Wolter 177

Referentenverzeichnis

Dr. med. H. Bilow
Leitender Arzt der Abteilung für Orthopädie
und Querschnittsgelähmte, BG-Unfallklinik Tübingen
Schnarrenbergstr. 95, 72076 Tübingen

PD Dr. med. M. Börner
Berufsgenossenschaftliche Unfallklinik Frankfurt
Friedberger Landstr. 430, 60389 Frankfurt

O. Blome
Hauptverband der gewerblichen Berufsgenossenschaften
Alte Heerstr. 111, 53754 St. Augustin

Dr. med. U. Bolm-Audorff
Landesgewerbearzt in der Abteilung Arbeitsschutz,
Sicherheitstechnik, betrieblicher Gesundheitsschutz
des Hessischen Ministeriums für Frauen, Arbeit
und Sozialordnung
Jastojewskistr. 4, 65187 Wiesbaden

Dr. jur. St. Brandenburg
BG Gesundheitsdienst und Wohlfahrtspflege Bochum
Postfach 100224, 44787 Bochum

Prof. Dr. med. V. Bühren
Berufsgenossenschaftliche Unfallklinik Murnau
Prof.-Küntscher-Str. 8, 82418 Murnau/Staffelsee

Dr. med. E. Christ
Berufsgenossenschaftliches Institut für Arbeitssicherheit
(BiA)
Alte Heerstr. 111, 53754 St. Augustin

Dr. med. R. Eisele
Chirurgische Universitäts- und Poliklinik,
Universität Ulm
Steinhövelstr. 9, 89075 Ulm

Dr. med. V. Grosser
BG-Unfallkrankenhaus Hamburg
Bergedorfer Str. 10, 21033 Hamburg

Prof. Dr.med. M. Hansis
Klinik und Poliklinik für Unfallchirurgie
der Universität Bonn
Sigmund-Freud-Str. 25, 53127 Bonn

Dr. med. E. Hartwig
Klinik für Unfallchirurgie, Hand-, Plastische und
Wiederherstellungschirurgie, Universität Ulm
Steinhövelstr. 9, 89075 Ulm

Dr. med. P.-M. Hax
Berufsgenossenschaftliche Unfallklinik Duisburg
Großenbaumer Allee 250, 47249 Duisburg

Prof. Dr. med. G. Hierholzer
Berufsgenossenschaftliche Unfallklinik Duisburg
Großenbaumer Allee 250, 47249 Duisburg

Dr. Dr. med. F. Hofmann
Universitätsklinikum Freiburg, Arbeitsmedizin
Breisacher Str. 60, 79106 Freiburg

Dr. med. W. Karmaus
Nordig-Institut für Gesundheitsforschung
und Prävention
Alte Kollaustr. 32, 22529 Hamburg

Dr. med. P. Katzmeier
Chirurgische Universitäts- und Poliklinik,
Universität Ulm
Steinhövelstr. 9, 89075 Ulm

Prof. Dr. med. L. Kinzl
Chirurgische Universitäts- und Poliklinik,
Universität Ulm
Steinhövelstr. 9, 89075 Ulm

Prof. Dr. med. J. Krämer
Orthopädische Universitätsklinik, St.-Joseph-Hospital
Gudrunstr. 56, 44791 Bochum

Dr. med. M. Kunz
Orthopädische Klinik der St.-Elisabeth-Klinik
Kapuziner Str. 4, 66740 Saarlouis

Prof. Dr. J. Kupfer
Berufsgenossenschaftliches Institut für Arbeitssicherheit
(BiA)
Alte Heerstr. 111, 53754 St. Augustin

Dr. med. E. Ludolph
Institut für ärztliche Begutachtung
Brunnenstr. 8, 40223 Düsseldorf

Dr. F. Mehrhoff
Hauptverband der gewerblichen
Berufsgenossenschaften, Berufsgenossenschaftliches
Institut für Traumatologie
53754 St. Augustin

Dr. jur. G. Mehrtens
Hauptgeschäftsführer, Berufsgenossenschaft
für Gesundheitsdienst und Wohlfahrtspflege
Pappelallee 35–37, 22089 Hamburg

Dipl. Soziologin M. Michaelis
Freiburger Forschungsstelle, Arbeits- und Sozialmedizin
Sudermannstr. 2, 79114 Freiburg

Dr. med. A. Moldenhauer
Radiologische Abteilung, BG Unfallkrankenhaus
Hamburg
Bergedorfer Str. 10, 21033 Hamburg

Dr. M. Morlock
Arbeitsbereich Biomechanik, Technische Universität
Hamburg
Denickestr. 17, 21073 Hamburg

PD Dr. med. M. Müller-Gerbl
Anatomisches Institut der
Ludwig-Maximilians-Universität
Pettenkoferstr. 4, 80336 München

Dr. med. G. Paus
BG Unfallkrankenhaus Hamburg
Bergedorfer Str. 10, 21033 Hamburg

Prof. Dr. med. R. Putz
Anatomische Anstalt
Pettenkoferstr. 11, 80336 München

PD Dr. med. U. Rehder
Orthopädische Klinik, Klinische Biomechanik und
Zentrum Biomechanik, Universität Hamburg
Martinistr. 52, 20246 Hamburg

Prof. Dr. Med. E. Schneider
Arbeitsbereich Biomechanik, Technische
Universität Hamburg
Denickestr. 17, 21073 Hamburg

Dr. med. Ch. Schreiner
Orthopädische Universitätsklinik, St.-Joseph-Hospital
Gudrunstr. 56, 44791 Bochum

Dr. med. F. Schröter
Institut für Medizinische Begutachtung
Landgraf-Karl-Str. 21, 34131 Kassel

Dr. med. K. Seide
BG-Unfallkrankenhaus Hamburg
Bergedorfer Str. 10, 21033 Hamburg

Dr. phil. A. Siegel
Freiburger Forschungsstelle, Arbeits- und Sozialmedizin
Sudermannstr. 2, 79114 Freiburg

Dr. med. U. Stößel
Abteilung Medizinsoziologie, Universität Freiburg
Stephan-Meier-Str. 17, 79014 Freiburg

Dr. Dr. U. Stroink
Freiburger Forschungsstelle, Arbeits- und Sozialmedizin
Sudermannstr. 2, 79114 Freiburg

Prof. Dr. med. A. Weidner
Neurochirurgische Klinik, Paracelsus-Klinik Osnabrück
Am Natruper Holz 69, 49076 Osnabrück

Prof. Dr. Dr. h.c. S. Weller
Berufsgenossenschaftliche Unfallklinik Tübingen
Schnarrenbergstr. 95, 72076 Tübingen

Prof. Dr. med. A. Wentzensen
Berufsgenossenschaftliche Unfallklinik Ludwigshafen
Ludwig-Guttmann-Str. 13, 67071 Ludwigshafen

Prof. Dr. med. D. Wolter
BG-Unfallkrankenhaus Hamburg
Bergedorfer Str. 10, 21033 Hamburg

Teil I
Gesetzliche Grundlagen,
Wissensstand der Epidemiologie

Die Grundlagen der Einführung der BK 2108 im Jahre 1992 aus arbeitsmedizinischer Sicht (Epidemiologie)

U. Bolm-Audorff

Einleitung

Die Bundesregierung hat 1992 im Rahmen der Novellierung der Berufskrankheitenverordnung die Berufskrankheitenliste um die BK 2108 „Bandscheibenbedingte Erkrankungen der Lendenwirbelsäule durch langjähriges Heben oder Tragen schwerer Lasten oder durch langjährige Tätigkeiten in extremer Rumpfbeugehaltung, die zur Unterlassung aller Tätigkeiten gezwungen haben, die für die Entstehung, die Verschlimmerung oder das Wiederaufleben der Krankheit ursächlich waren oder sein können" erweitert (BGBL 1992 I, 2343–2344). Grundlage war die Empfehlung des Ärztlichen Sachverständigenbeirats, Sektion Berufskrankheiten, des Bundesministeriums für Arbeit und Sozialordnung, welche auf der Grundlage von arbeitsmedizinisch-epidemiologischen und biomechanischen Studien die generelle Geeignetheit des Zusammenhangs zwischen Heben oder Tragen schwerer Lasten oder Arbeiten in extremer Rumpfbeugehaltung und der Entwicklung bandscheibenbedingter Erkrankungen unter bestimmten, genau definierten Bedingungen als gegeben ansah. Auf die ebenfalls in diesem Zusammenhang gegebene Empfehlung für die Anerkennung banscheibenbedingter Erkrankungen der HWS durch Tragen schwerer Lasten auf der Schulter (BK 2109) bzw. bandscheibenbedingter Erkrankungen der LWS durch Ganzkörperschwingungsbelastungen (BK 2110) wird an dieser Stelle nicht eingegangen.

Hintergrund der oben genannten Empfehlung des Ärztlichen Sachverständigenbeirats waren biomechanische Untersuchungen, nach denen beim Heben oder Tragen von Lasten Druckkräfte auf die Bandscheiben der unteren LWS einwirken, die in experimentellen Untersuchungen zu morphologischen Veränderungen wie Bandscheibeneinrissen oder Deckplatteneinbrüchen der Wirbelkörper führen. Weiterhin wurden für die Bewertung arbeitsmedizinisch-epidemiologischer Untersuchungen herangezogen, wonach ein erhöhtes Risiko für die Entwicklung von bandscheibenbedingten Erkrankungen der LWS in bestimmten Berufsgruppen wie bei Bauarbeitern, Transportarbeitern und Beschäftigten in Pflegeberufen vorliegen, die häufig schwere Lasten zu heben oder zu tragen haben. In verschiedenen Untersuchungen gelang der Nachweis einer positiven Dosis-Wirkungs-Beziehung zwischen der Höhe oder Dauer der Belastung durch Heben oder Tragen schwerer Lasten und dem relativen Risiko in bezug auf die Entwicklung einer bandscheibenbedingten Erkrankung der LWS [1, 3, 4].

Kriterien für die Anerkennung einer BK 2108 aus arbeitsmedizinischer Sicht

Für die Anerkennung einer BK 2108 sind wie bei allen Berufskrankheiten 3 Vollbeweise und 2 Wahrscheinlichkeitsbeweise erforderlich (Abb. 1).

Für folgende Sachverhalte muß ein Vollbeweis erbracht werden, d. h. es darf kein vernünftiger Zweifel an der Tatsache bestehen [5]:

- Der Erkrankte muß in einem Betrieb tätig gewesen sein, der bei der Berufsgenossenschaft (BG) unfallversichert war oder einer anderen in den §§ 539, 540 oder 543 bis 545 RVO genannten versicherten Personengruppe angehören.
- Eine wesentlich höhere Exposition als bei der übrigen Bevölkerung muß feststehen.
- Die Diagnose des in Frage stehenden Krankheitsbildes muß gesichert sein (keine Verdachtsdiagnose).

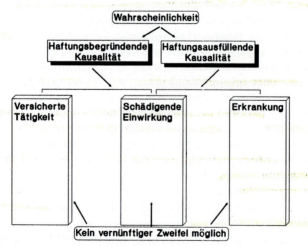

Abb. 1. Kausalität im BK-Verfahren. (Nach Mehrtens u. Perlebach 1992 [16])

Tabelle 1. Lastgewichte, deren regelmäßiges Heben oder Tragen mit einem erhöhten Risiko für die Entwicklung bandscheibenbedingter Erkrankungen der LWS verbunden sind [10]

Alter	Last [kg] Frauen	Last [kg] Männer
15–17 Jahre	10	15
18–39 Jahre	15	25
ab 40 Jahre	10	20

Die Exposition im Sinne der BK 2108 ist gesichert, wenn der Erkrankte mindestens 10 Jahre regelmäßig Lasten entsprechend Tabelle 1 gehoben oder getragen hat oder regelmäßig in extremer Rumpfbeugehaltung, d. h. mit Beugung des Oberkörpers aus der aufrechten Haltung von > 90° und mehr gearbeitet hat. Bei extremen Belastungen durch Heben oder Tragen schwerer Lasten ist eine Exposition auch bei kürzerer Expositionsdauer mit einem erhöhten Risiko verbunden [6]. Eine solche extreme Exposition ist beispielsweise bei Hafenarbeitern anzunehmen, die 500 Sack Kakao à 80 kg, entsprechend 40 Tonnen pro Schicht heben oder tragen (Meiford, pers. Mitteilung). Ein anderes Beispiel stellen Ladearbeiter auf einem Flughafen dar, die ca. 1000 Koffer mit einem mittleren Gewicht von 34 kg, entsprechend 34 Tonnen pro Schicht, heben oder tragen (Pressel, pers. Mitteilung).

Bei weit vom Körper entfernt getragenen Gewichten ist eine relevante Exposition auch bei geringeren Lastgewichten als in Tabelle 1 genannt anzunehmen [6]. Dies begründet sich mit dem Hebelgesetz und der höheren Druckkraft auf die Bandscheiben der LWS bei weit vom Körper entfernt getragenen Gewichten. Beispiele hierfür sind das ein- oder beidhändige Vermauern von Steinen [15].

Eine bandscheibenbedingte Erkrankung im Sinne der Nr. 2108 BeKV, d. h. ein lokales Lumbalsyndrom, mono- oder polyradikuläres Wurzelsyndrom oder Kaudasyndrom muß gesichert sein. Eine Verdachtsdiagnose reicht nicht aus. Die bandscheibenbedingte Erkrankung muß zu chronisch-rezidivierenden Beschwerden und Funktionsausfällen geführt haben.

Nicht akzeptabel sind die Vorschläge einiger Sachverständiger, daß die bandscheibenbedingte Erkrankung der LWS mehrere Bewegungssegmente betreffen muß, um als BK 2108 anerkannt werden zu können [14]. Dies begründet sich mit dem Umstand, daß nach dem Merkblatt der Bundesregierung zu Berufskrankheiten nach BK 2108

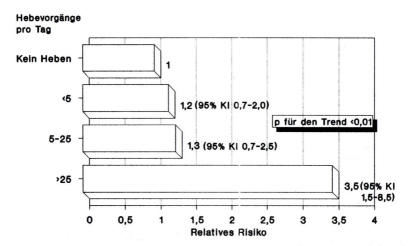

Abb. 2. Relatives Risiko für lumbalen Diskusprolaps durch Heben von Lasten mit einem Gewicht von > 11,3 kg (> 25 am. Pfund). (Nach Kelsey et al. 1984 [10])

BKV die Bandscheibenvorwölbung und der Bandscheibenvorfall als Ursache von mono- und polyradikulären lumbalen Wurzelsyndromen der LWS aufgeführt werden [6]. Bandscheibenvorwölbungen und Bandscheibenvorfälle betreffen überwiegend nur ein Segment [1]. Beispielsweise betrafen lediglich 7,5% von operierten Erkrankungsfällen an zervikalen Bandscheibenvorfällen mehrere Segmente, während die übrigen Erkrankungsfälle lediglich in einem Bewegungssegment lokalisiert waren [11]. Beschäftigte mit einer beruflichen Belastung der LWS durch Heben oder Tragen schwerer Lasten haben eindeutig ein deutlich erhöhtes Risiko in bezug auf die Entwicklung eines lumbalen Diskusprolaps [1, 3, 4] (Abb. 2, 3).

Auch für andere bandscheibenbedingte Erkrankungen der LWS wie Osteochondrose, Spondylose oder Spondylarthrose liegen keine Hinweise in arbeitsmedizinisch-epidemiologischen Studien vor, daß die Vergleich zur Wohnbevölkerung gefundene Überhäufigkeit in belasteten Berufsgruppen an einen Befall mehrerer Bewegungssegmente gebunden wäre [4].

Andere Sachverständige vertreten die Meinung, daß bandscheibenbedingte Erkrankungen der LWS im Bereich des Segments L 5/S 1 nicht als BK anerkannt werden können [14]. Dies wird begründet mit der großen Häufigkeit von bandscheibenbedingten Erkrankungen der LWS in diesem Bewegungssegment bei der allgemeinen Wohnbevölkerung. Auch dieser Einschätzung vermag ich nicht zu folgen. Dies begründet sich mit epidemiologischen Studien, wonach höhergradige degenerative Veränderungen der LWS im Segment L 5/S 1 bei

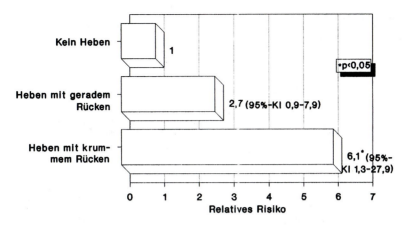

Abb. 3. Relatives Risiko für lumbalen Diskusprolaps in Abhängigkeit von der Art des Hebens. (Nach Kelsey et al. 1984 [10])

Schwerarbeitern wie Beschäftigten im Hafenumschlag, in Schlachthöfen sowie bei Bau- und Gießereiarbeitern, die beruflich einer erheblichen Belastung durch Heben oder Tragen schwerer Lasten ausgesetzt waren, im Vergleich zur unbelasteten Wohnbevölkerung um mehr als den Faktor 2 gehäuft auftraten (12,4 vs. 6,1%) [9].

Es spricht auch nicht gegen das Vorliegen einer BK 2108 BeKV, wenn die degenerativen Veränderungen mehrere benachbarte Wirbelsäulenabschnitte, beispielsweise die LWS und BWS, bei Verdacht auf Vorliegen einer BK 2108, betreffen. So fand sich bei Lastenträgern im Vergleich zur unbelasteten Kontrollgruppe sowohl ein signifikant erhöhtes Risiko für röntgenologische Hinweise für Spondylose der BWS als auch der LWS. Dabei war das Risiko einer Spondylose der BWS im Vergleich zur Wohnbevölkerung bei Lastträgern stärker erhöht als im Bereich der LWS [18]. Allerdings würde es gegen das Vorliegen einer BK 2108 sprechen, wenn alle 3 Abschnitte der Wirbelsäule, d. h. die HWS, BWS und LWS, bei einem Beschäftigen, der schwere Lasten mit den Händen gehoben oder getragen hat, in gleichem Umfang betroffen sind. Dagegen können bei Beschäftigten, die schwere Lasen auf der Schulter getragen haben, durchaus alle 3 Bandscheibenabschnitte von bandscheibenbedingten Erkrankungen betroffen sein.

Es ist in der Literatur umstritten, welche der in Tabelle 2 genannten Vorerkrankungen eine bandscheibenbedingte Erkrankung verursachen können. Während Gibson (1988) in einer umfangreichen Übersicht zu dem Ergebnis kam, daß nur der Spondylolisthesis ein prädiktiver Wert für zukünftige Wirbelsäulenbeschwerden zukommt [7], zählt Krämer (1994) verschiedene Vorerkrankungen wie Hyper-

Tabelle 2. Differentialdiagnosen für bandscheibenbedingte Erkrankungen nach Ziffer 2108–2110 BeKV [10–12]

Vertebral	Extravertebral
Angeborene oder erworbene Fehlbildungen Spondylolisthesis Spondylitis Tumor Osteoporose Fraktur Kokzygodynie Wirbelfehlbildungen Idiopathische Wirbelkanalstenose Fluorose (BK 1308) Morbus Paget Morbus Bechterew	Neuropathien, z. B. diabetisch oder alkoholbedingt Tumoren, z. B. Pancoast-Tumor oder retroperitonealer Tumor Läsionen peripherer Nerven z. B. Peronäus- und Karpaltunnelsyndrom psychosomatische Erkrankung
	Nur BK 2108 und 2110: Gynäkologische Krankheiten Urologische Krankheiten Krankheiten des Verdauungssystems Hüftbedingte Beschwerden Krankheiten des Iliosakralgelenks Spritzenschädigung
	Nur BK 2109: Skalenussyndrom Kostoklavikularsyndrom Insertionstendopathien der Schulter- und Armregion Koronare Herzkrankheit Thrombose der V. axilaris

lordose, Morbus Scheuermann, Spondylolyse und Spondylolisthesis etc., sofern sie funktionell erheblich sind, zu den sog. prädiskotischen Deformitäten [12] (Tabelle 3). Danach kommen von den in Tabelle 2 genannten Vorerkrankungen als außerberufliche Ursache für bandscheibenbedingte Erkrankungen nur diejenigen in Betracht, die zu erheblichen funktionellen Veränderungen, z. B. einseitiger Belastung der Bandscheiben bei fortgeschrittener Skoliose, führen.

Bandscheibenbedingte Erkrankungen nach Ziffer 2108 BKV können nur anerkannt werden, wenn sie zur Aufgabe der gefährdenden Tätigkeit gezwungen haben. Die von der Rechtssprechung im Rahmen der Beurteilung beruflich bedingter Hauterkrankungen nach Ziffer 5101 BeKV herausgearbeiteten Kriterien, ob der Zwang zur Aufgabe der gefährdenden Tätigkeit vorgelegen hat, können auf die BK 2108 wegen des gleichartigen Wortlauts in der Berufskrankheitendefinition übertragen werden. Danach muß der Zwang zur Unterlas-

Tabelle 3. Prädiskotische Deformitäten. (Nach [12])

HWS	LWS
Muskulärer Schiefhals	Pathologische Lordose
Narbenzug	(Hängebauch, schlechte Haltung)
Oberarmamputation	Morbus Scheuermann
Blockwirbel in Fehlstellung	Beinlängendifferenz
Verheilte Wirbelfrakturen	Spondylolyse (-listhesis)
und -entzündungen	Asymmetrischer Übergangswirbel
	Oberschenkelamputation
	Hypersegmentierte LWS
	in Fehlstellung verheilte Wirbel-
	frakturen und -entzündungen

sung der gefährdenden Tätigkeit medizinisch geboten gewesen sein. Dies ist im Wege einer nachträglichen, objektiven Betrachtungsweise durch den Gutachter festzustellen. Unerheblich ist, ob der Erkrankte die gefährdende Tätigkeit wegen der bandscheibenbedingten Erkrankung aufgegeben hat oder beispielsweise wegen der Kündigung des Arbeitgebers, Erreichen der Altersgrenze oder durch seinen Tod. Entscheidend ist letztlich nur, ob die Unterlassung der Tätigkeit medizinisch geboten war [16].

Für den Zusammenhang zwischen der versicherten Tätigkeit und der Exposition (haftungsbegründende Kausalität) sowie der Exposition und der Erkrankung (haftungsausfüllende Kausalität) genügt die einfache Wahrscheinlichkeit [5].

Für die Annahme der haftungsbegründenden Kausalität muß die schädigende Einwirkung durch Heben oder Tragen schwerer Lasten oder Arbeiten in extremer Rumpfbeugehaltung ursächlich auf die versicherte Tätigkeit zurückgehen und sich nicht im außerberuflichen Bereich ereignet haben. Dies setzt einen Ausschluß erheblicher Belastungen im privaten Bereich, z. B. durch Hausbau, bestimmte Sportarten wie Gewichtheben oder schwingungsbelastete Sportarten wie Motocrossfahren voraus.

Schwieriger ist die Frage, ob der Zusammenhang zwischen der beruflichen Exposition mit Heben oder Tragen schwerer Lasten, Arbeiten in extremer Rumpfbeugehaltung oder Ganzkörperschwingungsbelastung und der festgestellten bandscheibenbedingten Erkrankungen der HWS oder LWS im Sinne der haftungsausfüllenden Kausalität wahrscheinlich ist. Im Einzelfall muß mehr dafür als dagegen sprechen, daß die diagnostizierte bandscheibenbedingte Erkrankung zumindest teilursächlich auf die berufliche Belastung zurückzuführen ist. Die Beantwortung dieser für die Anerkennung einer BK zentralen Frage ist deshalb schwierig, weil es keine berufstypischen bandscheibenbedingten Erkrankungen gibt, die sich im Krankheitsbild von anlagebedingten Erkrankungen unterscheiden. Auch sind keine Brückensymptome wie beispielsweise die Lungen- oder Pleuraasbestose beim asbestbedingten Bronchialkarzinom bekannt, die für den Zusammenhang sprechen.

Ich halte daher die Definition von Konventionen für erforderlich, bei deren Erfüllung die haftungsausfüllende Kausalität mit Wahrscheinlichkeit angenommen werden kann. Dazu möchte ich folgende Vorschläge machen:

Die haftungsausfüllende Kausalität kann mit Wahrscheinlichkeit angenommen werden, wenn eine ausreichend hohe und lang andauernde Exposition vorgelegen hat, um das Risiko für eine bandscheibenbedingte Erkrankung um mehr als den Faktor 2 im Vergleich zur übrigen Bevölkerung zu erhöhen. Liegt das Risiko für bandscheibenbedingte Erkrankungen in der exponierten Berufsgruppe um mehr als den Faktor 2 über der übrigen Bevölkerung, ist die Wahrscheinlichkeit der beruflichen Verursachung von bandscheibenbedingten Erkrankungen in der exponierten Berufsgruppe größer als 50% (Abb. 4). In einer solchen besonderen Berufsgruppe kann auch jeder einzelne Erkrankungsfall nach der Rechtsprechung als Berufskrankheit anerkannt werden. So hat das bayerische Landessozialgericht die Anerkennung eines Lymphoms durch ionisierende Strahlen nach Nr. 2402 BeKV bei einem Uranprospektor an die Überschreitung einer Strahlenbelastung geknüpft, die mit einer Verdoppelung des Tumorrisikos in der exponierten Berufsgruppe im Vergleich zur übrigen Wohnbevölkerung, der sog. Verdoppelungsdosis, verbunden ist [2]. Zu einem ähnlichen Ergebnis kam das Landessozialgericht Nordrhein-Westfalen, welches ein malignes Lymphom einer Röntgenassistentin als BK 2402 anerkannte, weil im Einzelfall die sog. Verdoppelungsdosis überschritten war [13].

Ein um mehr als den Faktor 2 erhöhtes Risiko für die Entwicklung bandscheibenbedingter Erkrankungen kann nach epidemiologischen Untersuchungen für folgende Berufsgruppen angenommen werden [1, 4]:

- Transportarbeiter im Hafenumschlag, Speditionen und Lagereien
- Maurer, Steinsetzer und Betonbauer
- Bergleute in Untertagebetrieben
- Waldarbeiter
- Beschäftigten in der Alten-, Behinderten- und Krankenpflege
- Ohne Zuordnung zu einer speziellen Berufsgruppe fand sich in einer Fallkontrollstudie eine positive Dosis-Wirkungs-Beziehung

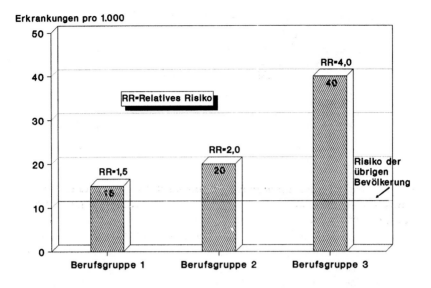

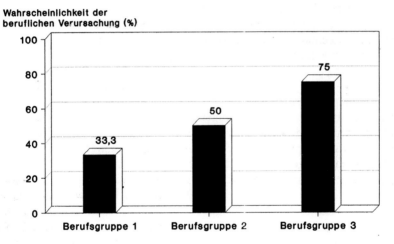

Abb. 4. Abhängigkeit der Wahrscheinlichkeit der beruflichen Verursachung vom relativen Risiko. (Nach [5])

zwischen der Häufigkeit, mit der Lasten von > 11,3 kg (> 25 amerikanische Pfund) pro Tag gehoben wurden und dem relativen Risiko für lumbalen Bandscheibenvorfall. Heben von Lasten mit einem Gewicht von > 11,3 kg mit einer Häufigkeit von > 25mal pro Tag war mit einem um den Faktor 3,5 signifikant erhöhten Risiko für lumbalen Bandscheibenprolaps verbunden (Abb. 2, 3).

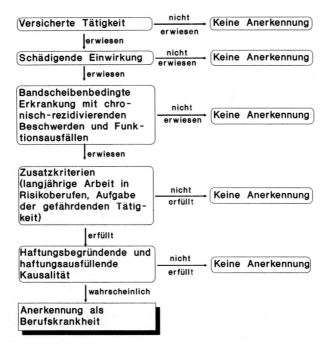

Abb. 5. Schema der Beurteilung bandscheibenbedingter Erkrankungen. (Nach Nr. 2108 BKV)

Im einzelnen schlage ich folgendes Schema für die Beurteilung bandscheibenbedingter Erkrankungen der Wirbelsäule vor (Abb. 5). Danach kommt eine Entschädigung nur in Frage, wenn die 3 Vollbeweise vorliegen, die Zusatzkriterien wie langjährige Arbeit in einem der genannten Risikoberufe und Tätigkeiten für die BK 2108 sowie der Zwang zur Aufgabe der gefährdenden Tätigkeit erfüllt sind. Liegen diese 4 Voraussetzungen vor, kann in meinen Augen die haftungsbegründende und haftungsausfüllende Kausalität bejaht und eine BK 2108 anerkannt werden, ist eine der 4 Voraussetzungen nicht gegeben, kann eine Anerkennung nicht erfolgen.

Abschätzung der MdE

Zur Abschätzung der MdE bei den BK 2108–2110 besteht bislang kein breiter Konsens. Erste Vorschläge gehen von einer MdE von 10% aus, wenn ein beruflicher Wirbelsäulenschaden mit Funktions- aber ohne Nervenausfällen vorliegt. Bei BK-bedingten Nervenausfällen wird eine MdE von 20% und nur bei gleichzeitigem Nachweis von

Lähmungen eine MdE von >20% vorgeschlagen [8]. Andere Vorschläge gehen in die Richtung einer MdE von 10–30% beim Postdiskotomiesyndrom und von 10–50% bei neurologisch objektivierbaren Lähmungen [17].

Diese Vorschläge sind nicht befriedigend. Insbesondere fehlt den Vorschlägen eine detaillierte Begründung, warum bei fortgeschrittenen bandscheibenbedingten Erkrankungen mit Nervenausfällen nur eine MdE von 20% vorliegt. Ein Bezug dieser Abschätzung auf die Bereiche des allgemeinen Arbeitsmarktes, der bei einer solchen Erkrankung versperrt ist, fehlt völlig. Diese Vorschläge übersehen, daß dem Versicherten mit fortgeschrittenen bandscheibenbedingten Erkrankungen aufgrund ärztlichen Rates alle Bereiche des Arbeitslebens versperrt sind, bei denen Heben, Tragen, Bücken, Drehen und Arbeiten in Überkopfhaltung in jeglicher Intensität vorkommen. Damit sind für einen solchen Versicherten nahezu alle Handwerker- und Industriearbeiterberufe versperrt, entsprechend ca. 30–50% des Arbeitslebens je nach Schwere der Erkrankung. Ist die bandscheibenbedingte Erkrankung soweit fortgeschritten, daß auch leichte Arbeiten im Sitzen, auch unterhalbschichtig, nicht mehr möglich sind, wie dies bei Beschäftigten mit EU-Rente durch eine bandscheibenbedingte Erkrankung der Fall sein kann, ist die MdE auf über 50% einzuschätzen.

Um eine konkrete Einschätzung der MdE zu ermöglichen, sollte der ärztliche Sachverständige zu der Frage Stellung nehmen, in welchem Umfang der Versicherte noch Arbeiten mit Heben, Tragen, Bücken, Drehen oder Arbeiten in Überkopfhaltung bzw. leichte Arbeiten im Sitzen ausführen kann.

Diese Vorschläge zur MdE-Einschätzung sind vorläufig. Es bedarf einer breiten Diskussion über die MdE-Einschätzung bei Vorliegen einer BK 2108–2110. Insbesondere muß die Frage gelöst werden, wie die MdE bei schweren bandscheibenbedingten Erkrankungen einzuschätzen ist, die zu einer Berufs- und Erwerbsfähigkeitsrente geführt haben.

Maßnahmen nach § 3 BeKV

Besteht für einen Versicherten die Gefahr, daß eine BK entsteht, wiederauflebt oder sich verschlimmert, so hat der Träger der Unfallversicherung nach § 3 BeKV mit allen geeigneten Mitteln dieser Gefahr entgegenzuwirken. Dem Staatlichen Gewerbearzt ist in diesem Zusammenhang Gelegenheit zur Äußerung zu geben. Mögliche Maßnahmen im Rahmen von § 3 BeKV können die Installation von technischen Hebehilfen zur Verminderung der Belastung durch

Heben oder Tragen schwerer Lasten, medizinische Rehabilitationsmaßnahmen oder Umschulungsmaßnahmen sein. Die § 3-Maßnahmen kommen bei anerkannten BK zur Verhütung des Wiederauflebens oder der Verschlimmerung der Erkrankung in Betracht. Die Berufsgenossenschaft hat solche Vorbeugemaßnahmen aber auch zu ergreifen, wenn bei abgelehnter BK die konkrete Gefahr besteht, daß bei Fortführung der gefährdenden Tätigkeit eine bandscheibenbedingte BK entsteht. Die konkrete Gefahr für die Entstehung einer bandscheibenbedingten BK ist nach der höchstrichterlichen Rechtsprechung dann gegeben, wenn das Schädigungsrisiko im Einzelfall nicht unerheblich über jenes hinausgeht, welches zur Aufnahme der Erkrankung in die BeKV geführt hat [16].

Maßnahmen nach § 3 BeKV zur Verhütung der Entstehung einer bandscheibenbedingten BK sind bei Erkrankten, bei denen die Anerkennung einer bandscheibenbedingten BK wegen einer im Sinne der Merkblätter noch nicht langjährigen Expositionsdauer abgelehnt wurden, häufig erforderlich. Liegen bei den Beschäftigten bereits bandscheibenbedingte Erkrankungen vor, ist bei diesen Beschäftigten bei Fortführung der gefährdenden Tätigkeit das Erkrankungsrisiko für eine bandscheibenbedingte Berufskrankheit wegen der bereits eingetretenen Schädigung der Wirbelsäule deutlich höher als bei der Gesamtheit der in diesem Beruf exponierten Beschäftigten. Es wäre nicht akzeptabel, diesem Erkrankten zuzumuten, die gefährdende Tätigkeit bis zum Erreichen der 10jährigen Expositionsdauer fortzuführen. Dies wäre nicht vereinbar mit dem präventiven Sinn des § 3 BeKV, so daß zur Verhütung einer drohenden BK technische, organisatorische, medizinische Maßnahmen oder eine Umschulung erforderlich sind.

Hat der Erkrankte die gefährdende Tätigkeit unterlassen, ist im Rahmen von § 3 BeKV zu prüfen, ob ihm Übergangsleistungen zum Ausgleich von wirtschaftlichen Nachteilen, die durch die Aufgabe der Tätigkeit entstanden sind, zustehen.

Literatur und Anmerkungen

1. Andersson GBJ (1991) The epidemiology of spinal disorders. In: Frymoyer JW (ed) The adult spine: principles and practice. Raven Press, New York, p 107–146
2. Bayrisches Landessozialgericht: Urteil vom 5. 12. 1984, Az.: L 2/Kn 14/77 U
3. Bolm-Audorff U (1992) Bandscheibenbedingte Erkrankungen durch Heben und Tragen von Lasten. Med Orth Tech 112:293–296
4. Bolm-Audorff U (1993) Berufskrankheiten der Wirbelsäule durch Heben oder Tragen schwerer Lasten, Kap IV-7.8.3. In: Konietzko J, Dupuis H

(Hrsg) Handbuch der Arbeitsmedizin. Ecomed, Landsberg/Lech (10. Ergänzungslieferung)
5. Bolm-Audorff U (1993) Beweisanforderungen in der gesetzlichen Unfallversicherung, insbesondere bei Berufskrankheiten – aus medizinischer Sicht. Der medizinische Sachverständige 89:57–61
6. Bundesministerium für Arbeit und Sozialordnung (BMA): Merkblatt für die ärztliche Untersuchung zu Nr. 2108 Anlage 1 Berufskrankheiten-Verordnung (BeKV), Bundesarbeitsblatt 3/1993, S 50–53
7. Gibson ES (1988) The value of preplacement screening radiography of the low back. In: Deyo RE (ed) Back pain in workers. Occupational Medicine, State of the art reviews 3:91–107
8. Hierholzer G, Hax P-M (1994) Anmerkungen zu den Berufskrankheiten Nr. 2108–2110 aus ärztlicher Sicht. Die Berufsgenossenschaft 1:72–76
9. Hult L (1954) Cervical, dorsal and lumbar spinal syndromes, a field investigation of a non-selected material of 1200 workers in different occupations with special reference to disc degeneration and so-called muscular rheumatism. Acta Orthop Scand [Suppl] 17:1–120
10. Kelsey JL, Githens PB, White AW et al. (1984) An epidemiolgic study of lifting and twisting on the job and risk for acute prolapsed lumbar intervertebral disc. J Orthop Res 2:61–66
11. Kelsey JL, Githens PB, Walter SD et al. (1984) An epidemiological study of acute prolapsed cervical intervertebral disc. J Bone Joint Surg 66:907–914
12. Krämer J (1994) Bandscheibenbedingte Erkrankungen, 3. Aufl. Thieme, Stuttgart
13. Landessozialgericht Nordrhein-Westfalen: Urteil vom 5. 12. 1991 (Az.: L 1 45/87)
14. Ludolph E, Schröter F (1993) Die Berufskrankheit „Wirbelsäule, Gutachterliche Überlegungen". Arbeitsmed. Präventivmed Umweltmed 28:457–461
15. Luttmann A, Jäger M (1985) Ermittlung und Beurteilung von Körperhaltungen bei Maurertätigkeiten. In: Laurig W et al. (Hrsg) Untersuchungen zum Gesundheitsrisiko beim Heben und Umsetzen schwerer Lasten im Baugewerbe. Forschungsbericht der Bundesanstalt für Arbeitsschutz Nr. 409, Bremerhaven, Wirtschaftsverlag, S 7–18
16. Mehrtens G, Perlebach E (1992) Die Berufskrankheitenverordnung (BeKV). Handkommentar aus rechtlicher und medizinischer Sicht für Ärzte, Versicherungsträger und Sozialgerichte. Erich Schmidt, Berlin, 19. Ergänzungslieferung 7/1992
17. Scheuer I (1993) Zur Frage berufsbedingter Erkrankungen der Lendenwirbelsäule aus gutachterlicher Sicht. In: Hierholzer G, Heitemeyer U, Scheele H (Hrsg) Berufsbedingte Wirbelsäulenschäden, Unfallbegriff und Kausalität, die Thrombose. Gutachtenkolloquim 8. Springer, Berlin Heidelberg New York Tokyo, S 39–51
18. Schröter G, Schlomka G (1954) Über die Bedeutung beruflicher Belastungen für die Entstehung degenerativen Gelenkleiden, 2. Mitteilung. Z Inn Med 9:1031–1037

Die Problematik der gesetzlichen Grundlagen aus juristischer Sicht

St. Brandenburg

Einleitung

Gemäß § 551 Abs. 1 Satz 1 der Reichsversicherungsordnung (RVO) sind Berufskrankheiten den Arbeitsunfällen gleichgestellt. Für Berufskrankheiten gilt in der Bundesrepublik Deutschland das sog. Listensystem. Berufskrankheiten sind danach nur die Krankheiten, die in der Anlage 1 zur Berufskrankheitenverordnung (BeKV) [1] bezeichnet sind (Berufskrankheitenliste). Mit Ausnahme der Nr. 2107 der Anlage 1 zur BeKV (Abrißbrüche der Wirbelfortsätze) waren in der Berufskrankheitenliste bisher keine Tatbestände für berufsbedingte Verschleißerkrankungen der Wirbelsäule enthalten. Dies hat sich durch die zum 1.1.1993 in Kraft getretene Erweiterung der Berufskrankheitenliste [1] geändert: Nunmehr sind 3 Berufskrankheitentatbestände für eine Anerkennung und Entschädigung von beruflich verursachten *bandscheibenbedingten Erkrankungen* der LWS bzw. HWS eingeführt worden (BK 2108/2109/2110) [2]. Diese neuen Berufskrankheitentatbestände gehen auf entsprechende Empfehlungen des Ärztlichen Sachverständigenbeirats Sektion „Berufskrankheiten" beim Bundesministerium für Arbeit und Sozialordnung zurück [3].

Für die Anerkennung einer Krankheit als Versicherungsfall „Berufskrankheit" reicht es nicht aus, daß ein Versicherter an einer Krankheit leidet, die in der Berufskrankheitenliste bezeichnet ist. Vielmehr ist darüber hinaus erforderlich, daß der Versicherte diese Krankheit *bei einer versicherten Tätigkeit erlitten hat* (§ 551 Abs. 1 Satz 2 RVO). Dies bedeutet: Die Krankheit muß im Einzelfall im Sinne einer rechtlich wesentlichen Ursache auf die versicherte Tätigkeit zurückzuführen sein. Obwohl der Aufnahme der neuen Berufskrankheitentatbestände in die Berufskrankheitenliste eine wissenschaftliche Prüfung durch den Ärztlichen Sachverständigenbeirat vorausgegangen ist, wobei neben pathomechanischen Erkenntnissen v. a. auch die internationale epidemiologische Literatur berücksichtigt wurde [4], bereitet die Suche nach Kriterien für eine Abgrenzung bzw. Unterscheidung beruflich verursachter bzw. verschlimmerter

Wirbelsäulenverschleißerkrankungen von solchen anderer Genese erhebliche Schwierigkeiten. Die Verwaltungen, die technischen und die medizinischen Sachverständigen sind davon gleichermaßen betroffen.

Die bis heute wohl noch nicht gelungene umfassende wissenschaftliche Durchdringung der komplexen Zusammenhänge zwischen bestimmten berufstypischen Belastungen der Wirbelsäule und dem Auftreten eines vorzeitigen Wirbelsäulenverschleißes [5] erfordert eine eingehende Auseinandersetzung mit den juristischen Grundlagen dieser Berufskrankheit. Es gilt dabei, einerseits die Prinzipien der gesetzlichen Unfallversicherung bei der Einzelfallentscheidung zu wahren und andererseits die Möglichkeiten einer schlüssigen Beweisführung bezüglich einer ursächlichen Zuordnung von Wirbelsäulenverschleißschäden zu bestimmten beruflichen Einwirkungen auszuschöpfen.

Rechtliche Bedeutung der Merkblätter bei der Einzelfallprüfung

Erläuterungen zu den medizinischen und arbeitstechnischen Voraussetzungen der neuen Berufskrankheiten enthalten die vom Bundesministerium für Arbeit und Sozialordnung veröffentlichten Merkblätter [6]. Diese Merkblätter besitzen keine Rechtsverbindlichkeit und richten sich als Empfehlungen in erster Linie an den Arzt, der nach § 5 Abs. 1 BeKV zu entscheiden hat, ob der *begründete Verdacht* auf das Vorliegen einer BK 2108/2109/2110 zu bejahen ist [7]. Dies schließt nicht aus, die Merkblätter auch bei der Entscheidung des Unfallversicherungsträgers über eine versicherungsrechtliche Anerkennung der angezeigten Erkrankung *als Erkenntnisquellen* mit heranzuziehen. Über die Verwertbarkeit der Merkblätter bei der Einzelfallprüfung entscheidet somit allein der wissenschaftliche Aussagegehalt der darin wiedergegebenen Erkenntnisse. Dabei ist zu beachten, daß die Merkblätter z. T. Vereinfachungen hinsichtlich der arbeitstechnischen und medizinischen Voraussetzungen sowie der daraus abzuleitenden Anhaltspunkte für einen Ursachenzusammenhang enthalten, die die primäre Zielsetzung der Merkblätter erlaubt oder sogar gebietet, die den Anforderungen an die Prüfung der versicherungsrechtlichen Voraussetzungen durch den Unfallversicherungsträger i. allg. aber nicht genügen [8].

Feststellung des Ursachenzusammenhangs bei Listenberufskrankheiten

Im Berufskrankheitenrecht gilt wie allgemein in der gesetzlichen Unfallversicherung das Prinzip der rechtlich wesentlichen Ursache [9]. Berufsbedingte Einwirkungen brauchen danach nicht die alleinige Ursache für eine Berufskrankheit zu sein; ausreichend ist eine wesentliche Mitursächlichkeit beruflicher Einflüsse bei der Entstehung oder Verschlimmerung der Erkrankung. Zur Anerkennung einer Berufskrankheit müssen der haftungsbegründende und haftungsausfüllende Ursachenzusammenhang, anders als die kausal zu verknüpfenden Tatbestandselemente selbst, nicht mit an Sicherheit grenzender Wahrscheinlichkeit feststehen, sondern es ist genügend, daß ein Ursachenzusammenhang mit Wahrscheinlichkeit gegeben ist [10]. Die Beweislast im Falle der Nichterweislichkeit des Zusammenhangs trifft den Versicherten [11]. Dabei ist zu beachten, daß durch die Aufnahme eines neuen Berufskrankheitentatbestands nur die *generelle Eignung* der dort genannten Einwirkungen zur Krankheitsverursachung festgestellt wird, so daß darauf die Prüfung des individuellen Kausalzusammenhangs aufbauen kann. Dies gilt auch für Berufskrankheitentatbestände, in denen, wie im Falle der BK 2108/2109/2110, sowohl die Einwirkung als auch das Krankheitsbild umschrieben sind. In der Regel enthalten auch solche Tatbestände nicht alle relevanten Differenzierungskriterien [12].

Insbesondere bei Berufskrankheiten mit multifaktorieller Ätiologie, deren Entstehung durch das Zusammenwirken beruflicher, außerberuflicher und anlagebedingter Faktoren geprägt ist, ergibt sich zwangsläufig eine erhebliche Streubreite der unter die Berufskrankheitentatbestände subsumierbaren Sachverhalte nach Art, Intensität und Häufigkeit der Belastungen. Als paradigmatisch für eine multifaktorielle Pathogenese dürften Verschleißerkrankungen der Wirbelsäule anzusehen sein. Dies bedeutet, daß bei diesen Berufskrankheitentatbeständen auf eine individuelle Kausalitätsprüfung nicht verzichtet werden kann.

Inwieweit epidemiologische Untersuchungen, aus denen die generelle Eignung der in den BK 2108/2109/2110 genannten Einwirkungen zur Verursachung von Bandscheibenschäden abgeleitet wurde [13], auch für die Beurteilung des Ursachenzusammenhangs im Einzelfall Erkenntnisse liefern können, hängt nicht nur von der methodischen Qualität der jeweiligen Untersuchung, sondern v. a. auch vom Grad der Differenzierung bei den arbeitstechnischen Voraussetzungen und bei dem Krankheitsbild ab. Generell folgt aus der gesetzlichen Verpflichtung des Unfallversicherungsträgers gemäß § 20 Abs. 2 Sozialgesetzbuch X zur Berücksichtigung aller für den

Einzelfall bedeutsamen Umstände, daß epidemiologische Untersuchungen zwar auch bei Berufskrankheiten mit multifaktorieller Ätiologie für die Zusammenhangsbeurteilung Tendenzen aufzeigen, eine Ermittlung und Auswertung der Expositionsverhältnisse und des Erkrankungsgeschehens im Einzelfall aber nicht erübrigen können [14].

Dies entspricht auch den Vorstellungen der Bundesregierung bei der Einführung der neuen Berufskrankheitentatbestände. In der amtlichen Begründung zur 2. Änderungsverordnung [4] wird darauf hingewiesen, daß die Anerkennung der generellen Geeignetheit besonderer Einwirkungen zur Verursachung bestimmter Krankheiten nicht von der Verpflichtung entbindet, in jedem angezeigten Verdachtsfall auf Vorliegen einer Berufskrankheit die individuelle Kausalität zu prüfen.

Kriterien für die Beurteilung des Ursachenzusammenhangs

Kriterien für die Beurteilung des Ursachenzusammenhangs bei Wirbelsäulenverschleißerkrankungen sind:

1. *Krankheitsbild:*
   - Art und Ausprägung
   - Lokalisation
2. *Eignung der belastenden Einwirkung zur Verursachung (auch im Sinne einer Verschlimmerung) der Krankheit:*
   - Schwere der Last (Durchschnitt, Spitzenwerte)
   - Gesamtzeit der belastenden Tätigkeiten im Arbeitsleben
   - Häufigkeit belastender Vorgänge pro Arbeitsschicht und durchschnittliche Dauer
   - biomechanische Begleitumstände (insbesondere Körperhaltung, Hilfsmittel)
3. *Individuelle Konstitution*
4. *Zeitliche Korrelation zwischen Erkrankungsverlauf und beruflichen Überbelastungen der LWS/HWS*

Krankheitsbild

Ein wesentliches Kriterium für eine auf bestimmte äußere Einwirkungen zurückzuführende bandscheibenbedingte Erkrankung ist ein Schadensbild, welches allein in altersüblichen Degenerationsprozessen keine ausreichende Erklärung findet. Ungeachtet der mit der Objektivierung dieses Kriteriums verbundenen erheblichen Schwierigkeiten [15], handelt es sich dennoch um eine unverzichtbare Grundlage für eine schlüssige Beurteilung der Zusammenhangsfrage [16].

Darüber hinaus deutet die Zuordnung definierter schädigender Einwirkungen zu Schäden jeweils an bestimmten Abschnitten der Wirbelsäule in den BK 2108/2109/2110 bereits an, daß die Schadenslokalisation besondere Aufmerksamkeit bei der Beurteilung des Ursachenzusammenhangs verdient. Es muß davon ausgegangen werden, daß der Verschleißschaden in dem mit einer bestimmten Einwirkung nach der Tatbestandsstruktur der BK 2108/2109/2110 korrespondierenden Wirbelsäulenabschnitt lokalisiert, zumindest aber besonders ausgeprägt sein muß [17]. Insbesondere spricht eine etwa gleichmäßige – wenn auch vorzeitige – Degeneration über sämtliche Wirbelsäulenabschnitte gegen eine wesentliche Beeinflussung des Erkrankungsgeschehens durch Wirbelsäulenbelastungen im Sinne der BK 2108 ff. [18].

Zum Teil wird darüber hinaus vertreten, daß auch eine sog. monosegmentale Schädigung im Bereich des von dem betreffenden Berufskrankheitentatbestand angesprochenen Wirbelsäulenabschnitts, z. B. ein isolierter Bandscheibenschaden in den Segmenten L5/S1 oder L4/L5, nicht mit Wahrscheinlichkeit in einen ursächlichen Zusammenhang mit angeschuldigten Einwirkungen im Sinne der BK 2108/2110 zu bringen ist [19]. Andere Autoren sehen die Forderung nach einem mehrsegmentalen Befall im Bereich der LWS nicht als gerechtfertigt an [20] oder erachten eine schwerpunktmäßig auf die beiden unteren Segmente der LWS konzentrierte Schädigung sogar als typischen Manifestationsort für Schäden durch Überbeanspruchungen der LWS [21]. Dazu ist anzumerken: Aus rechtlicher Sicht kann ein wahrscheinlicher Ursachenzusammenhang zwischen einem schwerpunktmäßig auf die beiden unteren Segmente der LWS konzentrierten Schaden und einer langjährigen äußeren Einwirkung im Sinne der BK 2108 und/oder 2110 nicht von vornherein mit dem Hinweis ausgeschlossen werden, daß in der ganz überwiegenden Zahl der in der Gesamtbevölkerung angetroffenen Bandscheibenveränderungen im Bereich der LWS ebenfalls diese beiden unteren Segmente schwerpunktmäßig betroffen sind. Daraus folgt zunächst nämlich nur, daß ein solches Schadensbild aus sich heraus nicht auf eine bestimmte äußere Einwirkung deutet, sondern z. B. auch im wesentlichen anlagebedingter Genese sein kann. Unspezifische Krankheitsbilder sind im Berufskrankheitenrecht aber keine Seltenheit. Die Definition der Berufskrankheit in § 551 Abs. 1 Satz 2 RVO schließt solche Krankheiten nicht aus. Die Beweisführung hinsichtlich der Wahrscheinlichkeit eines Ursachenzusammenhangs wird dadurch allerdings grundsätzlich erschwert.

Von entscheidender Bedeutung für den Kausalitätsnachweis sind dabei:

- Die Schlüssigkeit des in Betracht gezogenen Ursachenzusammenhangs zwischen bestimmten äußeren Einwirkungen und dem (unspezifischen) Krankheitsbild unter Beachtung der wissenschaftlichen Erkenntnisse über die Pathogenese von Wirbelsäulenverschleißerkrankungen und die dabei relevanten biomechanischen Wirkungszusammenhänge;
- Dauer und Intensität der Einwirkungen (s. unten);
- Interpretation des Erkrankungsverlaufs (s. unten).

Zu der Frage der pathogenetischen biomechanischen Schlüssigkeit bestimmter Fallkonstellationen muß von sachverständiger Seite Stellung genommen werden. Folgendes sollte aber bedacht werden: Überbeanspruchungen der LWS sind auch im außerberuflichen Lebensbereich in vielfältiger Form anzutreffen. Zumindest das hier im Vordergrund des Interesses stehende Heben oder Tragen schwerer Lasten ist kein Spezifikum beruflicher Tätigkeiten, nur das Ausmaß des Vorkommens solcher Belastungen ist bei bestimmten Berufstätigkeiten gegenüber den üblichen körperlichen Belastungen gesteigert. Es kann unterstellt werden, daß der Wirbelsäulenverschleiß bei jedem Menschen durch ein Zusammenwirken anlagebedingter Faktoren und exogener Belastungen bestimmt wird. Auch insoweit nehmen also berufsbedingte Wirbelsäulenverschleißerkrankungen grundsätzlich keine Sonderstellung hinsichtlich des Pathomechanismus ein. Bei dieser Sachlage wäre es aber nicht zu rechtfertigen, ein Krankheitsbild, welches nach dem Ort der Schadensmanifestation mit der überwiegenden Zahl der in der Gesamtbevölkerung gefundenen pathologischen Bandscheibenveränderungen übereinstimmt, ohne Differenzierung nach den individuellen biomechanischen Gegebenheiten von vornherein für eine Verursachung durch berufliche Überbeanspruchungen der Wirbelsäule auszuschließen. Dies würde einer obligatorischen Forderung nach einem typischen Krankheitsbild, welches schon aus sich heraus den Schluß auf eine bestimmte berufliche Wirbelsäulenüberbeanspruchung zuläßt, gleichkommen, die aber, wie oben ausgeführt, rechtlich nicht begründbar ist.

Demgemäß wurde in einem vom Hauptverband der gewerblichen Berufsgenossenschaften anberaumten Fachgespräch mit gutachterlich tätigen Sachverständigen festgestellt, daß sowohl eine mono- als auch eine mehrsegmentale Schädigung als Folge einer Einwirkung im Sinne der BK 2108 in Betracht kommt. Der zugleich erhobenen Forderung, daß die Schadenslokalisation mit der jeweiligen tätigkeitsbezogenen Belastung konform sein muß, ist zuzustimmen.

Für die Plausibilität regelhafter Aussagen über die Schadenslokalisation ist es dabei wichtig, daß allen denkbaren Differenzierungskriterien nachgegangen wird. Es stellt sich z. B. die Frage, ob eine Aussage zur Schadenslokalisation bei Belastungen der Wirbelsäule durch Heben oder Tragen von Lasten in aufrechter Haltung oder durch vertikale Ganzkörperschwingungen [22] für Wirbelsäulenbeanspruchungen durch Heben oder Tragen von Lasten in vorgebeugter Haltung oder durch Arbeiten in extremer Rumpfbeugehaltung gleichermaßen plausibel ist. Ob es auch Ansätze für differenzierende Lösungen nach der Art der Krankheitserscheinungen gibt, muß ebenfalls der medizinischen Diskussion überlassen bleiben [23].

Bewertung der beruflichen Wirbelsäulenbelastungen

Die in den BK 2108/2109/2110 genannten belastenden Einwirkungen sind hier nicht im einzelnen zu erläutern [24]. Generell ist aber darauf hinzuweisen, daß über das Ausmaß der zur Verursachung eines Wirbelsäulenverschleißschadens erforderlichen Gesamtbelastung – mit Ausnahme bei Nr. 2110 [25] – noch weitgehend Unklarheit besteht. Insbesondere die zur ersten Alternative der BK 2108 vorgeschlagenen Belastungsgrenzwerte differieren erheblich [26]. Die in dem Merkblatt zu Nr. 2108 genannten Lastgewichtgrenzwerte wurden unter präventiv-medizinischen Gesichtspunkten ermittelt. Darüber hinaus kann wegen der Vielzahl relevanter Einflußgrößen für die Beanspruchung der Wirbelsäule beim Heben oder Tragen von Lasten (s. „Kriterien für die Beurteilung des Ursachenzusammenhangs") alleine aus bestimmten Lastgewichten ein für die Beurteilung des Ursachenzusammenhangs tauglicher Belastungsgrenzwert ohnehin nicht abgeleitet werden [27]. Bei der Suche nach einem komplexen Expositionsgrenzwert (Gesamtbelastung), aus dem sich die Wahrscheinlichkeit eines Ursachenzusammenhangs mit einem Wirbelsäulenschaden im Einzelfall ableiten läßt, wird als allgemeiner Grundsatz zu beachten sein: Je geringer der Aussagewert des Krankheitsbildes hinsichtlich der in Betracht kommenden Ursachenfaktoren ist, desto höhere Anforderungen müssen an die Erkenntnisse über das Schädigungspotential der belastenden Einwirkungen gestellt werden. Für Wirbelsäulenverschleißerkrankungen bedeutet dies tendenziell: Soweit einwirkungsspezifische Krankheitsbilder nicht zu erwarten sind, können nur solche langjährigen Wirbelsäulenbelastungen den Beweisanforderungen für die Wahrscheinlichkeit eines Ursachenzusammenhangs genügen, über deren schädigende Wirkung auf die Wirbelsäule gesicherte und hinreichend differenzierte wissenschaftliche Erkenntnisse vorliegen. Erforderlich sind Risikoabstufungen für bestimmte, nach Art, Dauer und Intensität der Wirbelsäulenbelastungen genau definierte Berufstätigkeiten. Zwischenzeitlich vorliegende Erkenntnisse über das Ausmaß und die Bandbreite von Wirbelsäulenbelastungen in einzelnen Berufen sollten dabei herangezogen und auch untereinander verglichen werden. Jedenfalls ergibt sich daraus, daß zwischen Belastungsgrenzwerten, die unter präventiven Gesichtspunkten als relevant angesehen werden, und solchen, die als Richtwerte für die Kausalitätsbeurteilung herangezogen werden können, grundsätzlich zu unterscheiden ist [28].

Erkrankungsverlauf

Bei Berufskrankheiten, die allmählich durch wiederholte schädigende Einwirkungen entstehen, ist eine schlüssige Erklärung des Erkrankungsverlaufs für die Bejahung eines rechtlich wesentlichen Ursachenzusammenhangs ein weiteres wesentliches Kriterium. Sind die Wirbelsäulenbeschwerden bereits unmittelbar bei Aufnahme der wirbelsäulenbelastenden Tätigkeit aufgetreten, deutet dies darauf hin, daß der Bandscheibenschaden zu diesem Zeitpunkt bereits vorlag [29]. Ergibt sich aus den beigezogenen Vorbefunden, daß erste Bandscheibenschäden zumindest schon relativ kurze Zeit nach Aufnahme der wirbelsäulenbelastenden Tätigkeiten eingetreten sind, spricht auch dies eher für einen schicksalhaften Verlauf, so daß eine wesentliche berufliche (Mit-)Verursachung einer eingehenden Begründung anhand des weiteren Erkrankungsverlaufs unter Berücksichtigung der Intensität der Einwirkungen sowie der Konstitution des Versicherten bedarf. Ein erstmaliges Auftreten der Beschwerdesymptomatik erst nach Aufgabe der wirbelsäulenbelastenden Tätigkeiten ist mit einer beruflichen Verursachung des zugrundeliegenden Bandscheibenschadens ebenfalls nicht zu vereinbaren.

Anmerkungen

1. 7. Berufskrankheitenverordnung vom 20.6.1968 (BGBl. I, 721) in der Fassung der Zweiten Verordnung zur Änderung der Berufskrankheiten-Verordnung vom 18.12.1992, BGBl. 2343, in Kraft seit 1.1.1993
2. Siehe Blome O, Die „neue" Berufskrankheitenliste, BG 1993, 426; Brandenburg S, Wirbelsäulenerkrankungen als Berufskrankheit, BG 1993, 791; Schürmann J, Überlegungen zur Berufskrankheit Wirbelsäule ..., Bericht Unfallmedizinische Tagung 13./14. März 1993 in Düsseldorf, Schriftenreihe des Hauptverbandes der gewerblichen Berufsgenossenschaften, Heft 82, S. 145; Giesen T, Neue Berufskrankheiten, Zbl Arbeitsmed 43 (1993), 39

3. Empfehlungen des Ärztlichen Sachverständigenbeirats Sektion „Berufskrankheiten" beim BMA, Rundschreiben des Hauptverbandes der gewerblichen Berufsgenossenschaften VB 20/92 vom 17. 2. 1992 und Rundschreiben VB 57/92 vom 5. 6. 1992
4. Siehe die Begründung der Bundesregierung zur Zweiten Änderungsverordnung, BRat-Drucksache 773/92 zu Art. 1 Nr. 4
5. Siehe Gutachtenkolloquium 9 Hrsg: Hierholzer G, Kunze G, Peters D, Teil II ... Standortbestimmung – Beiträge von Scheuer I, Heitemeyer U; Krämer J, Bandscheibenbedingte Erkrankungen als Berufskrankheit, ASP 29 (1994) S 70; Brandenburg S, Wirbelsäulenerkrankungen und Berufskrankheiten. In: Heben und Tragen im Gesundheitsdienst, Tagungsband, Hrsg: Bundesverband der Unfallversicherungsträger der öffentlichen Hand e. V. München, Berufsgenossenschaft für Gesundheitsdienst und Wohlfahrtspflege Hamburg; Stößel U, Hofmann F, Mlangeni D, Zur Belastung und Beanspruchung der Wirbelsäule bei Beschäftigten im Gesundheitsdienst, Literaturrecherche im Auftrag der Berufsgenossenschaft für Gesundheitsdienst und Wohlfahrtspflege, Hamburg
6. Bundesarbeitsblatt 3/1993, 47ff.
7. Watermann F, Zu den Grundlagen des Rechts der Berufskrankheiten, BG 1958, 283/285
8. Siehe auch Brandenburg S (Anm. 2) S 794ff.
9. Brackmann K, Handbuch der Sozialversicherung S. 490 m I/II
10. BSGE 8, 245; Brackmann K [9], S. 490m II; Schulz-Weidner W, Beweisprobleme im Berufskrankheitenrecht, SGb 1992, 59; Leichsenring Ch, Petermann O, Ermittlungs- und Beweisschwierigkeiten bei Berufskrankheiten, BG 1989, 517/518; Mehrhoff F, Beweisanforderungen in der gesetzlichen Unfallversicherung, insbesondere bei Berufskrankheiten – aus rechtlicher Sicht, MedSach 1993, 53
11. BSG, SozR 2200, Nr. 1 zu § 551
12. Mummenhoff W (1981) Der Begriff der Berufskrankheit im deutschen, schwedischen und französischen Recht, ZIAS 1989, 93/98; Watermann F, Berufskrankheiten und arbeitsbedingte Erkrankungen vor dem Hintergrund arbeitsmedizinischer Prävention der Berufsgenossenschaften, Festschrift für Lauterbach, S 661/665
13. Siehe Bolm-Audorff U (1992) Bandscheibenbedingte Erkrankungen durch Heben und Tragen von Lasten, Med.Orth. Tech. 112, 293; Steeger D., Arbeitsbedingte Erkrankungen der Wirbelsäule. In: Konietzko J, Dupuis H (Hrsg) Handbuch der Arbeitsmedizin, IV - 7.8.2
14. Siehe Watermann F (1987) Zur Aussagekraft epidemiologischer Befunde im Rahmen des Berufskrankheitenrechts, ASP 22, 154
15. Dupuis H (1993) Zur Frage berufsbedingter Erkrankungen der Wirbelsäule durch Ganzkörperschwingungen aus arbeitsmedizinischer Sicher. In: Hierholzer G, Kunze G (Hrsg) Gutachtenkolloquium 8, Springer Heidelberg, S. 53 (57); Rompe G, Begutachtung der Wirbelsäule. In: Orthopädie in Praxis und Klinik, Band V Spezielle Orthopädie (Hrsg: Witt AN, Rettig H, Schlegel KF) 5.18, Thieme Stuttgart; Rompe G, Probleme eines Orthopäden bei der Begutachtung bandscheibenbedingter Berufserkrankungen der Lendenwirbelsäule, ASP 28, 86 (1993); Ludolph E, Schröter F, Die Berufskrankheiten

"Wirbelsäule", BG 1993, 738/740; Scheuer I., Erkrankungen der Lendenwirbelsäule aus gutachterlicher Sicht. In: Hierzholzer G, Kunze G (Hrsg) Gutachtenkolloquium 8, Springer Heidelberg 1993, S 39

16. Brandenburg S, Fragen aus der Verwaltung zur neuen BK „Wirbelsäulenschäden", Gutachtenkolloquium 8, (s. Anm. 15), S 69; Schröter F, Die Berufskrankheiten „Wirbelsäule", BG 1994, 510
17. Ludolph E, Schröter F, a.a.O. [16]; Hansis M, BK 2108 – Vorschlag für ein ärztliches Beurteilungsschema, BG 1993, 547; Blankenburg H, Heuchert G, Müller-Stephan H (Zentralinstitut für Arbeitsmedizin der DDR), Empfehlungen zur Begutachtung bei Verdacht auf berufsbedingte Verschleißerkrankungen der Wirbelsäule (BK 70)
18. Mehrtens G, Perlebach E, BeKV, Abschn. M, Rn. 4 zu Nr. 2108
19. Ludolph E, Schröter F, a.a.O. [16]; Hansis M, a.a.O. [19]; Schürmann J, a.a.O. [2]
20. Seide K, Berufserkrankung Wirbelsäule – Ärztliche Begutachtung, Unfallmedizinische Tagung des Landesverbandes Nordwestdeutschland der gewerblichen Berufsgenossenschaften am 4./5. Febr. 1994 in Hamburg (Tagungsband in Vorbereitung) Scheuer I., a.a.O. [5]; Bolm-Audorff. In: Gutachtenkolloquium 9 (s. Anm. 5) – Standortbestimmung aus der Sicht des Gewerbearztes, S 89; Krämer J, a.a.O. [5]
21. Josten C In: Gutachtenkolloquium 9 (s. Anm. 5) – Ablauf des Verwaltungsverfahrens zur BK Nr. 2109 und Nr. 2110 – Beitrag aus ärztlicher Sicht, S 181
22. Dazu Dupuis H: Anm. [14], S 56
23. Siehe auch Hierholzer G, Hax P-M, Anmerkungen zu den neuen Berufskrankheiten Nr. 2108–2110 aus ärztlichr Sicht, BG 1993, 72/74
24. Siehe dazu Brandenburg S, a.a.O. [2]
25. Dupuis H, Zur Frage berufsbedingter Erkrankungen der Wirbelsäule durch Ganzkörperschwingungen aus arbeitsmedizinischer Sicher. In: Hierholzer G, Kunze G (Hrsg), Gutachtenkolloquium 8, Springer Heidelberg (1993), S 53 (57); Mehrtens G, Perlebach E, BeKV,Erich Schmidt Berlin 1993, Abschn. M, Rn. 2 zu Nr. 2110
26. Vgl. Bolm-Audorff in Gutachtenkolloquium 9, a.a.O. [22]; Pangert R, Hartmann H, Kritische Dosis für die berufliche Belastung der Lendenwirbelsäule als gutachterliche Entscheidungshilfe, Zbl. Arbeitsmed 44 (1994) 124; Hartmann B, Vorgehen bei Verdacht der Berufskrankheit Nr. 2108 BeKV ..., Zbl. Arbeitsmed 44 (1994), 86; Dupuis H, Hartung E, Verfahren zur Bestimmung der beruflichen Belastung durch Heben oder Tragen schwerer Lasten oder extreme Rumpfbeugehaltung und deren Beurteilung im Berufskrankheiten-Feststellungsverfahren, BG 1994, 452; Zweiling K., Berufskrankheiten – Erkrankung der Wirbelsäule ... BG 1993, 246
27. Dupuis H, Hartung E, a.a.O. [26]
28. Siehe auch den Vorschlag für einen Richtwert zur Beurteilung der beruflichen Gesamtbelastungsdosis von Dupuis H, Hartung E [26]
29. Ludolph E, Schröter F, [15]

Berufliche Belastungen und bandscheibenbedingte Erkrankungen der LWS: Derzeitiger Kausalitätswissensstand in der Literatur?

V. Grosser, K. Seide und D. Wolter

Einleitung

Bandscheibenbedingte Erkrankungen der LWS sind in der Bevölkerung auch ohne berufliche Belastungen sehr häufig. Die Bandscheiben des Menschen neigen als bradytrophe Gewebe bereits unter den Belastungen des alltäglichen Lebens und des aufrechten Ganges zu einer frühzeitigen Alterung. Ob dies zu einer klinisch relevanten Bandscheibenerkrankung führt, wird durch individuell unterschiedliche konstitutionelle Faktoren wesentlich mitbestimmt.

Darüber hinaus haben sich die Anhaltspunkte dafür verdichtet, daß beruflichen Belastungen eine wesentliche Rolle in der Verursachung oder Verschlimmerung bandscheibenbedingter Erkrankungen der LWS zukommen kann. Mit Einführung der BK 2108 können bandscheibenbedingte Erkrankungen der LWS unter bestimmten Bedingungen als Berufskrankheit anerkannt werden. Aufgrund der erheblichen sozialmedizinischen Bedeutung soll deshalb der Kausalitätswissenstand in der Literatur untersucht werden.

Material und Methoden

Es konnte auf die vorhandene umfangreiche Literatursammlung des Forschungsprojekts Wirbelsäule am Berufsgenossenschaftlichen Unfallkrankenhaus Hamburg zurückgegriffen werden. Die Literaturliste wurde mit hilfe des Deutschen Instituts für Medizinische Dokumentation und Information (DIMDI) und durch Verfolgen von Querverweisen in der bereits gesichteten Literatur vervollständigt, 65 Arbeiten wurden für die nähere Auswertung ausgewählt.

Ergebnisse

Schädigende Einflüsse

Bei den schädigenden Einwirkungen sind zunächst übermäßige Druckbelastungen zu erwähnen. Diese können die Bandscheibe direkt oder über eine Verschlechterung der Ernährungslage schädigen. Intradiskale Druckmessungen am lebenden Menschen haben ergeben, daß der Druck in der Bandscheibe proportional zum gehobenen Gewicht und zum Sinus des Rumpfvorbeugewinkels auf ein Vielfaches des Ruhewertes ansteigt. Zu einem erheblichen zusätzlichen Druckanstieg kommt es, wenn bei gedrehtem Oberkörper gehoben wird [3-5, 42-46].

Es kann jedoch auch als weitgehend gesichert gelten, daß übermäßige oder abnorme Bewegungen schädigend wirken. Dabei sind Rotationsbewegungen schädlicher einzuschätzen als Scherbewegungen [15, 18, 65].

Laboruntersuchungen haben ergeben, daß ein Versagen des Faserrings der Bandscheibe am schnellsten durch wiederholte Verdrehbewegungen erzeugt werden kann [14]. Auch nach kleineren Torsionstraumen erfolgt keine Resitution ad integrum, sondern es verbleibt eine erhöhte Anfälligkeit der Bandscheibe auf erneute Torsion [16].

Jäger, Luttmann u. Laurig [26] haben ein biomechanisches Modell erarbeitet, daß eine Belastungsabschätzung bei spezifischen Tätigkeiten ermöglicht. Neben der Masse der Last und der Körperhaltung kommt danach auch den Beschleunigungen bei der Bewegung eine wesentliche Rolle zu. Je schneller die Geschwindigkeit beim Heben ist, desto größer werden die dynamischen Belastungsanteile, die zusätzlich zur statischen Belastung an der Wirbelsäule angreifen. Der Unterschied zwischen statischer und dynamischer Berechnungsweise steigt dabei mit zunehmender Lastmasse. Weiter ist zu bedenken, daß beim Heben von Lasten belastungserhöhende Beschleunigungskräfte zu Zeitpunkten hoher statischer Belastung – infolge des anfangs vorgeneigten Oberkörpers – auftreten. Es kann durch diesen Effekt zu hohen Belastungsspitzen kommen, die in der gleichen Größenordnung wie die Festigkeit von Wirbelsäulenelementen liegen bzw. diese überschreiten.

Auf die Bedeutung von Körperbau, muskulärem Trainingszustand und Übung hat Tichauer hingewiesen [55].

Auf der anderen Seite können auch Immobilisation, Haltungskonstanz und mangelnde Belastung die Bandscheibendegeneration fördern [33, 50, 56, 57, 62].

Anfälligkeit lumbaler Segmente

Die unteren beiden Segmente der LWS sind aus den folgenden Gründen für schädigende Einwirkungen besonders anfällig:

- Der Hauptanteil der Flexion/Extension der LWS findet in den unteren Segmenten statt [2, 48];
- Scherkräfte aufgrund lumbaler Lordose [65];
- Langer Hebelarm [65];
- Weniger sagittale Orientierung der Facetten der unteren Segmente, daher weniger Schutz vor Torsionsstreß [14, 15, 65].

Nach Wiltse [65] kommt die größte Bedeutung wahrscheinlich der Tatsache zu, daß die Wirbelgelenke im Bereich der unteren LWS-Segmente weniger sagittal gestellt sind, was zu einem verminderten Schutz gegen Torsionsstreß führt.

Epidemiologie

Es gibt eine Vielzahl von epidemiologischen Untersuchungen, die über eine Häufung von Rückenproblemen im Zusammenhang mit beruflichen Belastungen berichten. Eine ausführliche Übersicht findet sich bei Andersson [6].

Die epidemiologischen Studien können nach dem untersuchten Endpunkt in 3 Gruppen geordnet werden. Die Studien der Gruppe I basieren überwiegend auf Befragungen und erlauben i. allg. keine sicheren Rückschlüsse über die den Rückenbeschwerden zugrunde liegende Diagnose. Es bleibt daher unklar, zu welchem Anteil die Beschwerden bandscheibenbedingt sind:

Symptome und Folgen (Kreuzschmerzen, Schmerzausstrahlung ins Bein, Arbeitsausfälle, „back injuries"):

Abenhaim 1988 [1]	Klein 1984 [32]
Biering-Sorensen 1985 [7]	Lawrence 1955 [34]
Cust 1971 [10]	Lloyd 1986 [36]
David 1985 [11]	Magora 1970, 1972, 1974 [38–40]
De Gaudemaris 1986 [12]	Mitchell 1985 [41]
Estryn-Behar 1990 [13]	Rowe 1963, 1965, 1969 [49]
Frymoyer 1987 [17]	Spitzer et al. 1987 [52]
Herrin 1985 [20]	Svenson 1983 [54]
Hofmann et al. 1993 [21]	Stubbs 1983 [53]
Hult 1954a, b [23, 24]	Uyttendaele 1981 [58]
Ikata 1965 [25]	Venning 1987 [60]
Jensen 1986 [27]	Videman 1984 [61]

In der Gruppe II sind Studien zusammengestellt, die über eine Häufung von Bandscheibenvorfällen durch berufliche Belastungen berichten:

Heliövaara 1987 [19], Hrubec u. Nachhold 1975 [22], Kelsey 1984a, b, 1988 [29-31], Valkenburg u. Haanen 1982 [59].

Die Studien der Gruppe III berichten über eine Häufung bzw. über ein früheres Auftreten von Bandscheibendegenerationen in Berufen mit schwerer Arbeit:

Biering-Sorensen 1985 [8] Mach et al. 1976 [37]
Hult 1954a, b [23, 24] Riihimäki 1985 [47]
Kellgren u. Lawrence 1952, Schmorl u. Junghanns 1971 [51]
 1958 [28, 28a] Wickström et al. 1978 [63]
Lawrence 1955, 1969 [34, 35] Wiikeri et al. 1978 [64]

Die Epidemiologie osteophytärer Veränderungen entspricht in den meisten Studien der Epidemiologie der Bandscheibendegeneration. Die osteophytären Veränderungen treten dabei i. allg. zeitlich etwas später auf und werden in wesentlicher Ausprägung gewöhnlich nicht vor dem 45. Lebensjahr gesehen.

In Tabelle 1 ist eine Auswahl von Berufen dargestellt, bei denen Heliövaara [19] ein erhöhtes relatives Risiko von Bandscheibenvorfällen angibt. Das relative Risiko ist um einen Faktor 2-3 erhöht, wobei die Größenordnung der Häufung als repräsentativ für die Angaben in der Literatur gelten kann. Bei statistischer Signifikanz wurde ein Stern hinter die Zahlen gesetzt.

Tabelle 1. Relatives Risiko von Bandscheibenvorfällen und Lumboischialgien in Abhängigkeit vom Beruf. (Nach Heliövaara 1987 [19])

Männer	
Waldarbeiter	3,0 (3,4)*
Kraftfahrer	2,8 (4,8)*
Metallarbeiter	2,9 (4,4)*
Maurer	2,3 (3,3)*
Andere Industriearbeiter	2,1 (3,0)*
Frauen	
Krankenschwestern	1,8 (1,5)
Landwirtschaft	1,8 (1,7)
Andere Industriearbeiterinnen	2,5 (2,1)*

* Statistisch signifikant.

Alle epidemiologischen Arbeiten sind mit erheblichen methodischen Problemen belastet und für die Kausalitätsfrage nur mit Vorsicht heranzuziehen. Dies gilt insbesondere für Studien, die auf Befragungen beruhen und für Querschnittstudien. Darüber hinaus gibt es auch Arbeiten, die keinen Zusammenhang zwischen beruflichen Belastungen und Rückenproblemen nachweisen konnten. Unter dem Strich legt die epidemiologische Literatur jedoch einen Zusammenhang zwischen beruflichen Belastungen und Bandscheibenerkrankungen der LWS nahe.

Morphologische Aspekte

Trotz der Vielzahl epidemiologischer Studien gibt es nur wenig Arbeiten, in denen die morphologischen Veränderungen und ihre Verteilung genau beschrieben sind.

Videman et al. [62] untersuchten die LWS 86 männlicher Leichen pathologisch-anatomisch, diskographisch und radiologisch. In Abhängigkeit von der früher ausgeübten beruflichen Tätigkeit wurden 4 Gruppen gebildet: Sitzende Tätigkeit ($n=22$), gemischte Tätigkeit ($n=21$), Kraftfahrer ($n=14$) und schwere Arbeit ($n=29$): Das mittlere Alter betrug 52 Jahre, die Ergebnisse dürfen deshalb nicht ohne weiteres auf jüngere Patienten übertragen werden.

Folgende Faktoren bei den einzelnen LWS-Veränderungen waren statistisch signifikant, wobei mehrere methodische Limitationen zu beachten sind (kleine Fallzahl; Erhebung der beruflichen Belastung durch Befragen der Hinterbliebenen; „back injury" könnte auch Gelegenheitsursache bei vorbestehenden Veränderungen sein):

- Symmetrische Bandscheibendegeneration: Alter, sitzende Tätigkeit, schwere Arbeit, „back injury" in der Anamnese
- Anuluseinrisse: „Back injury" in der Anamnese
- Endplattendefekte: Alter
- Osteophyten: „Back injury" in der Anamnese, Alter, schwere Arbeit
- Arthrose der Wirbelgelenke: Alter

In den Abb. 1a–c sind die Rohdaten der Autoren zur symetrischen Bandscheibendegeneration für schwere Arbeit, sitzende und gemischte Tätigkeit graphisch dargestellt. Der Maßstab wurde so gewählt, daß die Säulen der Höhe nach zwischen den 3 Diagrammen direkt verglichen werden können. Es ist zu beachten, daß durch die Untersuchungsmethode auch sehr geringe Bandscheibenveränderungen erfaßt wurden. Die Veränderungen 1. Grades, teilweise auch die 2. Grades, dürften sich der klinischen Diagnostik in der Regel

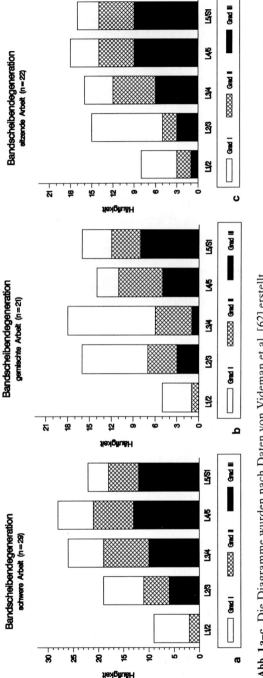

Abb. 1a–c. Die Diagramme wurden nach Daten von Videman et al. [62] erstellt

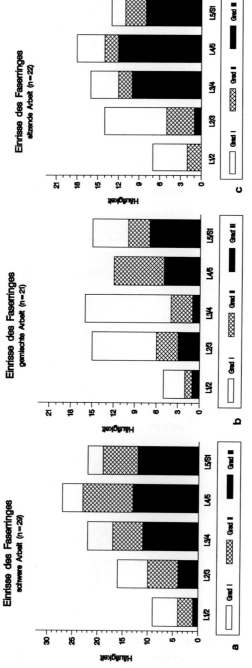

Abb. 2a–c. Die Diagramme wurden nach Daten von Videman et al. [62] erstellt

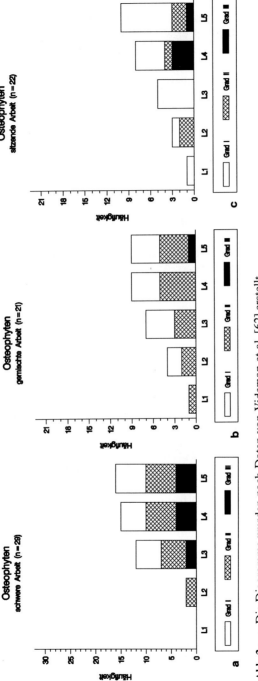

Abb. 3a–c. Die Diagramme wurden nach Daten von Videman et al. [62] erstellt

entziehen. Die Veränderungen 3. Grades, hier durch den dunklen Anteil der Säulen dargestellt, werden demgegenüber in der klinischen Routinediagnostik meist erfaßt. Man kann erkennen, daß in allen 3 Gruppen die Veränderungen mehrsegmental sind, wobei die unteren Segmente stärker betroffen sind als die oberen. Im Vergleich zur gemischten Arbeit erscheinen die Veränderungen bei schwerer Arbeit und sitzender Arbeit weiter fortgeschritten.

Die Abb. 2a–c zeigen die entsprechenden Diagramme zu den Einrissen des Faserrings. Die Untersuchungsmethode erfaßt hier ebenfalls bereits geringgradige Veränderungen. Auch die Einrisse des Faserrings 3. Grades sind noch nicht mit Bandscheibenvorfällen gleichzusetzen. Hier bestehen ebenfalls wieder in allen drei Gruppen mehrsegmentale Veränderungen mit bevorzugtem Befall der unteren Segmente.

Auch bei den osteophytären Veränderungen (Abb. 3a–c) zeigt sich wieder in allen Gruppen der mehrsegmentale Befall, wobei auch hier die unteren Segmente am stärksten betroffen sind. Die Veränderungen erscheinen bei schwerer Arbeit weiter fortgeschritten.

Schlußfolgerungen

Es ist wahrscheinlich, daß berufliche Belastungen eine bandscheibenbedingte Erkrankung der LWS verursachen oder verschlimmern können.

Berufliche Veränderungen wirken im Sinne einer Linksverschiebung, d. h. die Veränderungen an der LWS treten eher und in stärkerer Ausprägung auf.

Dabei scheinen unabhängig vom Beruf die unteren LWS-Segmente zuerst und am stärksten befallen zu sein.

Das „relative Risiko" ist bei schwerer Arbeit etwa auf das Doppelte, bei sehr schwerer Arbeit bis auf das 3fache erhöht.

Bezüglich der Dosis-Wirkungs-Beziehung sind Fragen offen. Insbesondere ist ungeklärt, ob der Gesamtbelastung im Sinne Kraft × Zeit die wesentliche Bedeutung zukommt, oder ob kurzzeitige, hohe Belastungen durch „Mikrotraumen" eine Wegmacherfunktion haben.

Literatur

1. Abenhaim L, Suissa S (1988) Risk of recurrence of occupational back pain over three year follow-up. Br J Industri Med 45:829
2. Allbrook D (1957) Movements of the lumbar spinal column. J Bone Joint Surg [Br] 39:339
3. Anderson B, Örtengren R, Nachemson A, Elfström G (1974) Lumbar disc pressure and myoelectric back muscle activity. Scand J Rehab Med 6:128
4. Anderson B (1976) Quantitative studies of back loads in lifting. Spine 1:178
5. Anderson B, Örtengren R, Nachemson A (1977) Intradiscal pressure, intraabdominal pressure and myoelectric back muscle activity related to posture and loading. Spine 129:156
6. Anderson GBJ (1991) The epidemiology of spinal disorders. In: The adult spine: principles and practice. Frymoyer JW (ed) Raven Press, New York, p 107
7. Biering-Sorensen F (1985) Risk of back trouble in individual occupations in Denmark. Ergonomics 28:51
8. Biering-Sorensen F (1985) The relationship of spinal x-ray to low back pain and physical activity among 60-year old men and women. Spine 10:451
9. Caplan PS, Freedman LM, Cennelly TP (1966) Degenerative joint disease of the lumbar spine in coal miners. A clinical and x-ray study. Arthritis Rheum 9:693
10. Cust G, Pearson JC, Mair A (1972) The prevalence of low back pain in nurses. Int Nurs Rev 19:169
11. David GC (1985) UK national statistics on handling accidents and lumbar injuries at work. Ergonomics 28:9
12. De Gaudemaris R, Blatier JF, Quinton D, Piazza E, Gallin-Martel C, Pedrix A, Mallion JM (1986) Analyse du risque lombalgique en milieu professionnel. Rev Epidém Santé Publ 34:308
13. Estryn-Behar M, Kaminski M, Peigne E et al. (1990) Strenous working condition and musculoskeletal disorders among femal hospital workers. J Occupational Med 27 7:518
14. Farfan H, Sullivan J (1967) The relation of facet orientation to intervertebral disc failure. Can J Surg 10:179
15. Farfan H, Cosette J, Robertson G, Wells G, Kraus H (1970) The effect of torsion on the lumbar intervertebral joints. J Bone Joint Surg [Am] 52:468
16. Farfan H, Gracovetsky S (1984) The nature of instability. Spine 9:714
17. Frymoyer JW, Pope MH (1987) Epidemiologic insights into the relationship between usage and back disorder. In: Hadler NM (ed) Current concepts in regional musculoskeletal illness. Grune & Stratton, Orland, p 263
18. Gianturco C (1944) A roentgen study of the motion of the lumbar vertebra in normal individuals and in patients with back pain. Am J Roentgen 52:261
19. Heliövaara M (1987) Occupation and risk of herniated lumbar intervertebral disc or sciatica leading to hospitalization. J Chron Dis 40:251
20. Herrin GD, Jaraiedi M, Anderson CK (1986) Prediction of overexertion injuries using biomechanical and psychophysical models. Am Industr Hygiene Assoc J 47:322

21. Hofmann F, Siegel A, Michaelis M, Stößel U (1993) Projektzwischenbericht: Wirbelsäulenerkrankungen im Pflegeberuf – eine Querschnittserhebung – Freiburger Forschungsstelle Arbeits- und Sozialmedizin, Sudermannstr. 2, Freiburg
22. Hrubec Z, Nashold BS (1975) Epidemiology of lumbar disc lesion in the military in World War II. Am J Epidemiol 102:367
23. Hult L (1954) The Munkfors investigation. Acta Orthop Scand [Suppl] 16:1
24. Hult L (1954) Cervicald, dorsal, and lumbar spine syndromes. Acta Orthop Scand [Suppl] 17:1
25. Ikata T (1965) Statistical and dynamic studies of lesions due to overloading on the spine. Shikotu Acta Med 40:262
26. Jäger M, Luttmann A, Laurig W (1989) Biomechanik der Lastenmanipulation. Handbuch der Arbeitsmedizin. (Konietzko J, Dupuis H (Hrsg) Ecomed), Weinheim
27. Jensen R (1986) Work related injuries among nursing personnel in New York. Proceedings of the human factor society – 30th annual meeting. Human Factors Society, Santa Monica, CA, pp 244–248
28. Kellgren JH, Lawrence JS (1952) Rheumatism in miners, Part II. X-ray study. Br J Ind Med 9:197
28a. Kellgren JH, Lawrence JS (1958) Osteoarthrosis and disk degeneration in an urban population. Ann Rheum Dis 17 4:388
29. Kelsey JL, Githens PD, O'Connor T et al. (1984) Acute prolapsed lumbar intervertebral disc. An epidemiolgic study with special reference to driving automobiles and cigarette smoking. Spine 9:608
30. Kelsey JL, Githens PD, Walter et al. (1984) An epidemiologic study of lifting and twisting on the job and risk for acute prolapsed intervertebral disc. J Orthop Res 2:61
31. Kelsey JL, Golden AL (1988) Occupational and work place factors associated with low-back pain. Occup Med 3:7
32. Klein BP, Jensen RC, Sanderson LM (1984) Assessment of workers compensation claims for back strains/sprains. J Occup Med 26:443
33. Krämer J, (1986) Bandscheibenbedingte Erkrankungen. Thieme, Stuttgart
34. Lawrence JS (1955) Rheumatism in coal miners, Part III. Occupational factors. Br J Indust Med 12:249
35. Lawrence JS (1969) Disc degeneration: Its frequency and relationship to symptoms. Ann Rheum Dis 25:121
36. Lloyd MH, Gauld S, Soutar CA (1986) Epidemiologic study of back pain in miners and office workers. Spine 11:136
37. Mach J et al. (1976) Die Bedeutung der beruflichen Belastung für die Entstehung degenerativer Wirbelsäulenveränderungen. Z Hygiene Grenzgeb 22:352
38. Magora A (1970) Investigation of the relation between low back pain and occupation. 2. Work history Industr Med Surg 39:504
39. Magora A (1972) Investigation of the relation between low back pain and occupation. 3. Physical requirements: Sitting, standing and weight lifting. Industr Med Surg 41:5
40. Magora A (1974) Investigation of the relation between low back pain and occupation. Scan J Rehab Med 6:81

41. Mitchell JN (1985) Low back pain and the prospects for employment. J Soc Occup Med 91
42. Nachemson A (1965) The effect of forward leaning on lumbar intradiscal pressure. Acta Orthop Scand 35:314
43. Nachemson A (1966) The load on lumbar discs in different positions of the body. Clin Orthop 45:107
44. Nachemson A (1974) Lumbar intradiscal pressure. In: Hartmann F (Hrsg) Biopolymere und Biomechanik von Bindegewebssystemen. Springer, Berlin Heidelberg New York
45. Nachemson A (1985) Lumbar intradiscal pressure. In: Jayson M (ed) The lumbar spine and back pain. Pitman, London
46. Okushima H (1970) Study on hydrodynamic pressure of lumbar intervertebral disc. Arch Jap Chir 39:45
47. Riihimäki H (1985) Back pain and heavy physical work. A comparative study of concrete reinforcement workers and maintenance house painters. Br J Ind Med 42:226
48. Rosemeyer B (1977) Das lumbosakrale Bewegungssegment als Locus minoris resistentiae bei verschiedenen Körperhaltungen. Med Orthop Tech 97:3
48a. Rowe ML (1963) Preliminary statistical study of low back pain. J Occup Med 5 7:336
49. Rowe ML (1965) Low back pain in industry. A position paper. J Occup Med 7:161
49a. Rowe ML (1969) Low back pain in industry. A position paper. J Occup Med 11 4:161
50. Porter RW (1987) Does hard work prevent disc protrusion? Clin Biochem 2:196
51. Schmorl G, Junghanns H (1971) The lumbar spine in health and disease. Grune & Stratton, New York
52. Spitzer WO, LeBlanc FE, Depuis M et al. (1987) Scientific approach to the assessment and management of activity-related spinal disorders: A monograph for clinicians. Report of the quebec task force on spinal disorders. Spine 12:1-59
53. Stubbs DA, Buckle PW, Hudson MP, Rivers PM, Worringham CJ (1983) Back pain in the nursing profession. I. Epidemiology and plot methodology. Ergonomics 26:755
54. Svenson H, Andersson G (1983) Low back pain in forty to forty-seven year old men: Work history and work environment factors. Spine 8:272
55. Tichauer ER (1978) The biomechanical basis of ergonomics. Wiley, New York
56. Troup J, Videman T (1989) Inactivity and the aetiopathogenesis of musculoskeletal disorders. Clin Biochem 4:173
57. Urban J, Holms S, Maroudas A, Nachanson A (1982) Nutrion of the intervertebral disc. Effect of fluid flow on solute transport. Clin Orthop 170:296
58. Uyttendaele D, Vandendriessche G, Vercanteren M, DeGroote W (1981) Sicklisting due to low back pain at the Ghent State University and University Hospital. Acta Orthop Belgica 47:523

59. Valkenburg HA, Haanen HCM (1982) The epidemiology of low back pain. In: White AA, Gordon SL (eds) Symposium on idiopathic low back pain. Mosby, St. Louis
60. Venning PJ, Walter SD, Stitt LW (1987) Personal and job related factors as determinants of incidence of back injuries among nursing personnel. J Occup Med 29:820
61. Videman T, Nurminen T, Tola S, Knorinka I, Vanharanta H, Troup J (1984) Low back pain in nurses and some loading factors for work. Spine 9:400
62. Videman T, Nurminen M, Troup J (1990) Lumbar spinal pathology in cadaveric matrial in relation to history of back pain, occupation, and physical loading. Spine 8:728
63. Wickström G, Hanninen K, Lehtinen M, Riihimäki H (1978) Previous back syndromes and present back symptoms in concrete reinforcement workers. Scand J Work Environ Health [Suppl 4] 1:20
64. Wiikeri M, Nummi J, Riihimäki H, Wickström G (1978) Radiologically lumbar disc degeneration in concrete reinforcement workers. Scand J Work Environ Health [Supl 1] 4:47
65. Wiltse L (1971) The effect of the commn anomalies of the lumbar spine upon disc degeneration and low back pain. Orthop Clin North Am 2:569

Auswertung epidemiologischer Untersuchungen zum Maurerberuf unter Kausalitätsgesichtspunkten

U. Rehder und W. Karmaus

Das Thema erfordert zunächst eine Problematisierung des Begriffs „Kausalität", da dieser Begriff für das Berufskrankheitenverfahren von zentraler Bedeutung ist.

Die Kausalität spielte in der Erkenntnistheorie und in der klassischen Physik eine große Rolle. Das Kausalitätsprinzip wurde von Kant als „a priori" zur Erfahrung angesehen und bedurfte keiner weiteren Begründung.

Das gesamte Weltbild der klassischen Physik, wie es von Newton formuliert wurde, beruhte auf dem zweifelsfreien Zusammenhang zwischen Ursache und Wirkung. Die messende Beobachtung des herabfallenden Apfels führte zur Theorie der Gravitation, bei der die Gültigkeit der Kausalität vorausgesetzt wurde.

In der modernen Physik wurde mit der Quantenmechanik das Kausalitätsprinzip weitgehend relativiert und durch eine Betrachtung statistischer Zusammenhänge zwischen physikalischen Größen ersetzt.

Es soll zur Illustration eine Anekdote wiedergegeben werden, die Werner Heisenberg, der Begründer der Quantenmechanik, in seinen Erinnerungen erzählt.

Heisenberg war mit Niels Bohr in einer Skihütte, die nur eine mäßige hygienische Ausstattung hatte. Beim Geschirrspülen wunderte sich Bohr, daß man mit schmutzigem Spülwasser und einem schmutzigen Trockentuch schmutziges Geschirr sauber waschen könne. Seine ernsthafte Erklärung dieses Phänomens war, daß eine unscharfe Sprache und eine unscharfe Logik dennoch zu tieferen Einsichten in die Zusammenhänge der Natur führen kann.

Analog dazu können wir unsere Situation, in der wir jetzt mit der BK 2108 stehen, definieren.

Wir haben im Gutachtenverfahren in der Regel einen Antragsteller vor uns, der sozusagen kontaminiert ist mit verschiedenen Diagnosen und relevanten individuell-anatomischen Daten; wir haben eine sehr lückenhafte Abschätzung der Exposition und wir haben medizinische Befunde, die wir nicht eindeutig der Exposition zuordnen können. Dennoch kommen wir am Ende zu der eindeutigen Aussage, ob eine BK vorliegt oder nicht (Abb. 1).

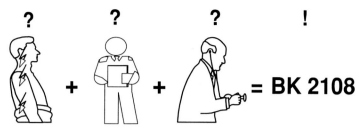

Abb. 1. Gutachtenverfahren (schematisch)

Die Verknüpfungssymbole, die in der Abb. 1 eingesetzt wurden, sind zwar mathematisch-logisch, aber in Wahrheit sind die Zusammenhänge keineswegs logisch im Sinne von Ja-nein-Entscheidungen.

Wir können uns dem Problem, das daraus folgt, nur mit epidemiologisch-statistischen Methoden nähern. Die Ergebnisse aus diesen Methoden sind naturgemäß unscharf und führen keineswegs zu einer zwingenden Kausalitätsbeziehung.

Von Evans ist 1976 ein Kriterienkatalog für die Beurteilung von Kausalität, Belastung und Erkrankung aufgestellt worden [3]. Es handelt sich um 5 Punkte, die bei der Konzipierung von Studien berücksichtigt werden müssen.

1. Die Rate der Erkrankungen und die Rate der Neuerkrankungen muß bei denen, die dem Risiko ausgesetzt sind, signifikant höher sein.
2. Diejenigen, die erkrankt sind, müssen dem Risiko signifikant höher ausgesetzt sein.
3. Der Abbau oder die Elimination des Risikos muß zu einer Verringerung der Krankheitshäufigkeit führen.
4. Die Erkrankung muß der Belastung zeitlich folgen.
5. Der gefundene Zusammenhang muß biologisch und epidemiologisch sinnvoll sein.

Die Punkte 1 und 2 sagen, daß in einer Studie der Nachweis erbracht werden muß, daß die Rate der Erkrankungen und die Rate der Neuerkrankungen bei den Exponierten signifikant höher sein muß als bei den Nichtexponierten.

Bei bereits Erkrankten muß eine Exposition vorgelegen haben. Für das Studiendesign folgt daraus:

– daß eine klare Definition von „Erkrankung" und „Exposition" vorliegen muß;
– daß man den zeitlichen Vorlauf der Erkrankungen und der Neuerkrankungen in einer Längsschnittuntersuchung überprüfen muß

– und daß man eine angemessene Kontrollgruppe mituntersuchen muß.

Der 3. zu prüfende Punkt ist, daß die Elimination des Risikos zu einer Abnahme der Neuerkrankungen führt. Dies kann in einer Interventionsstudie im Längsschnitt überprüft werden.

Die nächste Forderung, die Erkrankung folge der Belastung zeitlich, läßt sich ebenfalls nur in einem Längsschnitt überprüfen. Bezüglich der Wirbelsäulenerkrankung heißt das beispielsweise, daß der Rückenschmerz der Belastung durch Heben und Tragen zeitlich folgt und daher eine Kausalitätsannahme unterstützt wird. Oder aber der Rückenschmerz ist belastungsunabhängig entstanden, aber sein Vorhandensein läßt das Heben und Tragen beschwerlich werden. Der Patient kann subjektiv die Reihenfolge oft nicht beurteilen.

Der letzte Punkt, daß ein biologisch und logisch sinnvoller Zusammenhang zwischen Exposition und Erkrankung bestehen muß, führt auf eine Theoriebildung der Entstehung und des Verlaufs degenerativer Erkrankungen.

Will man die Validität und Reliabilität von Messungen beurteilen, so ist bei der Detailplanung der Studie die Auswahl einer angemessenen Vergleichsgruppe von sehr großer Bedeutung.

Studiendesign:
1. Auswahl einer angemessenen Vergleichsgruppe
2. Ausreichende Größe der Stichprobe
3. Prüfung der zeitlichen Reihenfolge (Längsschnitt)

Hier ist v. a. der Selection-in- bzw. Selection-out-Mechanismus zu nennen, der zu Fehlschlüssen Anlaß geben kann.

Ein rückenerkrankter Maurer könnte beispielsweise zum technischen Zeichner umschulen. Geschieht eine solche Umschulung in größerer Zahl, so könnte bei einem Vergleich der Gruppen Maurer/technischer Zeichner herauskommen, daß die Maurer als exponierte Gruppe gesünder sind als die Vergleichsgruppe.

Die Größe der Stichprobe muß abgeschätzt werden, um auch kleinere Effekte nachweisen zu können. Die zeitliche Reihenfolge muß durch eine Längsschnittuntersuchung gewährleistet sein.

Auf der Ebene der Ergebnisse spielt zur Festlegung einer Kausalitätsvermutung die Stärke der Beziehung zwischen Exposition und Erkrankung eine wesentliche Rolle. Es muß geprüft werden, wie spezifisch die Ergebnisse für eine Ursache und wie spezifisch die Ursachen für ein Ergebnis sind.

Ergebnisse:
4. Stärke der Beziehung
5. Spezifität der Ergebnisse für eine Ursache

6. Spezifität der Ursachen für ein Ergebnis
7. Konsistenz der Ergebnisse (Vergleich mit anderen Studien)
8. Vorhersagefähigkeit der Ergebnisse

Sind beispielsweise die im Röntgenbild beobachtbaren degenerativen Veränderungen der LWS eindeutig dem Heben und Tragen von Lasten zuzuordnen oder bringt das normale biologische Alter die gleichen röntgenologischen Veränderungen hervor?

Umgekehrt stellt sich die Frage, ob das Heben und Tragen von Lasten sich immer negativ auf die Bandscheiben auswirkt oder ob beispielsweise veränderte Arbeitstechniken rückenschonend oder kniebelastend sind.

Es sind ferner die Ergebnisse im Vergleich mit anderen Studien zu bewerten, und es müssen die Ergebnisse in einen Interaktionsprozeß einfließen, um neue Studien zu initiieren, in denen versucht wird, die neugewonnenen Hypothesen zu überprüfen und evtl. zu falsifizieren.

Zur Bewertung der Assoziation zwischen Exposition und Erkrankung wendet man i. allg. die Odds-Ratio an. Dies ist das Verhältnis zwischen dem Anteil der Erkrankten in der exponierten Gruppe und dem Anteil der Erkrankten in der nicht-exponierten Gruppe.

Monson hat 1987 ein Bewertungsschema für diese Odds-Ratio angegeben [8]. Wenn man die sog. Allgemeinbevölkerung als Vergleichsgruppe wählt, so ist eine Odds-Ratio von mehr als 3 als eine starke Assoziation zu werten, während eine Odds-Ratio zwischen 1 und 1,2 auf zufällige Einflüsse schließen läßt und keine Bedeutung für die Beziehung zwischen Exposition und Erkrankung hat.

Nach unserer Einschätzung kann man bei harten Vergleichsgruppen, wie wir sie in der „Hamburger Bauarbeiter-Studie" haben – es werden hier Maurer mit Zimmerleuten und Malern verglichen – die Bewertung schärfer fassen.

Wir würden eine starke Beziehung zwischen Exposition und Erkrankung schon bei einer Odds-Ratio von 1,5 und größer annehmen (Tabelle 1).

Sieht man sich jetzt an, welche epidemiologisch-klinischen Studien es zu Bauarbeitern gibt, so muß man feststellen, daß die meisten Studien die von Evans [3] aufgestellten Forderungen nicht erfüllen.

Nur von Riihimäki et al. [9–11] sind Längsschnittstudien durchgeführt worden (Tabelle 2).

Bei den Kontrollgruppen wurden verschiedene Berufe ausgewählt (Tabelle 3). Die Outcome-Variablen waren unterschiedlich, meist Rückenschmerz, Ischialgie oder Röntgenveränderungen.

Die Odds-Ratio bewegt sich zwischen 1,5 und 2,1. In der Längsschnittstudie von Riihimäki wurden Betonbauer mit Malern verglichen. Es ergab sich hier eine Odds-Ratio von 1,73.

Tabelle 1. Bewertung der Stärke der Assoziation eines relativen Risikos zwischen Exposition und Erkrankung. (Modifiziert nach Monson [8])

Bewertung	Stärke der Assoziation	
	bei bevölkerungsbezogener Vergleichsgruppe	bei beruflicher Vergleichsgruppe mit ähnlichen Belastungen
Keine Bedeutung	1,0…1,2	1,0..<1,1
Schwach	1,2…1,5	1,1…1,2
Moderat	1,5…3,0	1,3…1,5
Stark	>3,0	>1,5

Tabelle 2. Epidemiologisch-klinische Studien zu Bauarbeitern

Querschnitt	Längsschnitt
Damlund et al. (1982) [1]	Riihimäki et al. (1981) [10]
Dankis (1971) [2]	Riihimäki et al. (1989) [11]
Haas et al. (1979) [4]	
Häublein (1979) [5]	
Hult (1954) [6]	
Lindemann u. Kühlendahl (1953) [7]	
Riihimäki (1985) [9]	
Wickström et al. (1978) [12]	
Yoshida et al. (1971) [13]	

Tabelle 3. Kontrollgruppen in Bauarbeiterstudien

Kontrollgruppe	Odds-Ratio
Lagerarbeiter	1,99
Angestellte	2,1
Bauarbeiter (oder Maurer)	1,5
<10 Jahre Beschäftigung	1,7
Leichte körperliche Arbeit	1,8
Allgemeinbevölkerung	1,65
Maler	1,73
Computertechniker	1,7
Bauarbeiter (oder Maurer)	1,59

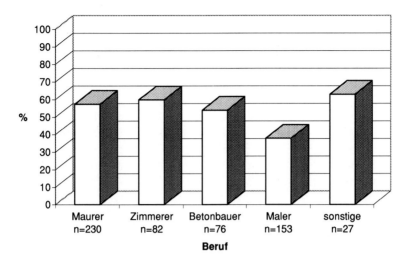

Abb. 2. Unterschiede in der Häufigkeit des Hebens und Tragens schwerer Lasten (Hamburger Bauarbeiterstudie)

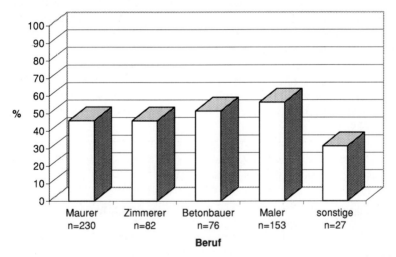

Abb. 3. Altersstandardisierte 12-Monats-Prävalenz an LWS-Schmerzen in Abhängigkeit vom Beruf (Hamburger Bauarbeiterstudie)

In unserer eigenen Studie stehen wir am Anfang der Auswertung. Der Längsschnitt wird 1997 abgeschlossen sein, der Querschnitt ist abgeschlossen. Wir haben mit 571 untersuchten Bauarbeitern eine der zahlenmäßig größten Studien.

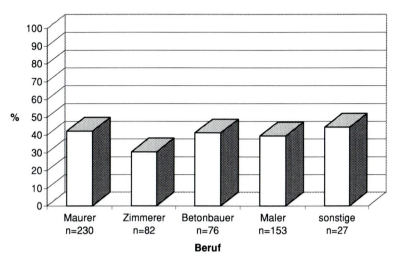

Abb. 4. Degeneratives LWS-Syndrom und Berufe (Hamburger Bauarbeiterstudie)

Bei der Befragung bezüglich der Häufigkeit des Hebens und Tragens schwerer Lasten sind die Unterschiede in den Berufsgruppen Maurer, Zimmerer und Betonbauer eher gering, während die Maler deutlich seltener belastet sind (Abb. 2).

Umgekehrt verhält es sich mit der altersstandardisierten 12-Monats-Prävalenz an LWS-Schmerzen. Hier geben die Maler häufiger Beschwerden an. Dieser scheinbare Widerspruch könnte sich aus der größeren Häufigkeit von Zwangshaltungen bei Malern ergeben (Abb. 3).

Sieht man sich die Diagnose „degeneratives LWS-Syndrom" an, so findet man eine Häufigkeit von 40% über die meisten Berufe, die Zimmerleute sind mit 30% deutlich seltener betroffen (Abb. 4).

Als Resümee kann man aus diesen ersten und vorläufigen Ergebnissen konstatieren, daß die Klassifizierung nach Berufen nur zu geringen Unterschieden in den Gruppen führt.

Es muß, das zeigt sich auch aus der arbeitswissenschaftlichen Erhebung deutlich, eine Klassifizierung auf der Ebene der Tätigkeiten erfolgen. Dafür müssen mit biomechanischen Methoden Tätigkeiten identifiziert werden, die als gefährdend für die Wirbelsäule gelten können, und Probandengruppen miteinander verglichen werden, die sich in ihren Tätigkeiten unterscheiden.

Treffender wäre es daher, die BK 2108 in eine „Tätigkeitskrankheit" umzubenennen.

Literatur

1. Damlund M, Göth S, Hasle P, Jeune B, Munk K (1982) The incidence of disability pensions and mortality among semi-skilled construction workers in Copenhagen. Scand J Soc Med 10:43-47
2. Dankis J (1971) Rückenbeschwerden bei Bauarbeitern in der schwedischen Bauindustrie. In: Junghanns H (Hrsg) Die Wirbelsäule in Forschung und Praxis. Hippokrates, Stuttgart
3. Evans AS (1976) Causation and disease: The Henle-Koch postulates revisited Yale. J Bio Med 49:175-195
4. Haas JH, Korb W, Weiler KJ (1979) Arbeitssicherheit und Arbeitsmedizin in der Bauwirtschaft, Pilotstudie. Arbeitsgemeinschaft in der Bau-Berufsgenossenschaften, Frankfurt
5. Häublein HG (1979) Berufsbelastung und Bewegungsapparat. Volk und Gesundheit, Berlin
6. Hult L (1954) Cervical, dorsal and lumbar spine syndromes. Acta Orthop Scand Suppl 17
7. Lindemann K, Kuhlendahl H (1953) Die Erkrankung der Wirbelsäule. Enke, Stuttgart
8. Monson RR (1987) Occupational epidemiology. CRC Press, Boca Raton, Fla.
9. Riihimäki H (1985) Back pain and heavy physical work: A comparative study of concrete reinforcement workers and maintenance house painters. Br J Ind Med 42:226-232
10. Riihimäki H, Hähnninen K, Luopajärvi T, Mattson T, Waris P, Wickström G, Zitting A (1981) Study of concrete reinforcement workers and maintenance house painters, part 6: The conditions of reinforcement workers musculoskeletal system after a follow-up period of five years. Unpublished manuscript. Helsinki
11. Riihimäki H, Wickström G, Hanninen K, Luopajärvi T (1989) Predictors of sciatic pain among concrete reinforcement workers and house painters – a five-year follow-up. Scand J Work Environ Health 15 6:415-423
12. Wickström G, Nummi J, Nurminen M (1978) Restriction and pain during forward bending in concrete reinforcement workers. Scand J Work Environ Health 4 [Suppl 1]:29-38
13. Yoshida T, Goto M, Nagira T, Ono A, Fujita T, Goda S, Bando M (1971) Studies on low-back pain among workers in small scale construction companies. Jpn J Ind Health 13:37-45

Bandscheibenbedingte Erkrankungen der Wirbelsäule – Untersuchungen zur Frage der beruflichen Verursachung*

F. Hofmann, M. Michaelis, A. Siegel, U. Stößel und U. Stroink

Einleitung

Seit 1. 1. 1993 ist die Berufskrankheitenverordnung um 3 Ziffern erweitert worden, die berufsbedingte Verschleißerkrankungen der Wirbelsäule betreffen [1, 2]. Die größte Bedeutung dürfte dabei die BK 2108 der Anlage 1 zur Berufskrankheitenverordnung erlangen, die folgendermaßen definiert ist: „Bandscheibenbedingte Erkrankung der Lendenwirbelsäule durch langjähriges Heben oder Tragen schwerer Lasten oder durch langjährige Tätigkeit in extremer Rumpfbeugehaltung, die zur Unterlassung aller Tätigkeiten gezwungen haben, die für die Entstehung, die Verschlimmerung oder das Wiederaufleben der Krankheit ursächlich waren oder sein können."

Bei der Entwicklung von Kriterien, unter denen im Einzelfall eine Wirbelsäulenerkrankung als Berufskrankheit anerkannt werden kann, kann nur in sehr eingeschränktem Maß auf internationale Erfahrungen zurückgegriffen werden: In der ehemaligen DDR [3], wo eine entsprechende Berufskrankheit existierte, waren es relativ wenige Fälle, die anerkannt wurden. Die von Lagerlöf u. Broberg [6] vorgelegten Daten zum Berufskrankheitsgeschehen in Schweden zeigen, daß bei Angehörigen des Gesundheitsdienstes Erkrankungen der LWS etwa 6% aller Berufskrankheiten ausmachen, während BWS- und HWS-Erkrankungen mit etwa 5% zu veranschlagen sind. Angesichts der unbefriedigenden Datenlage erschien es daher notwendig, eigene Untersuchungen in Deutschland durchzuführen. Die Ergebnisse einer entsprechenden Pilotstudie wurden bereits früher mitgeteilt [4]. Nach Auswertung eines großen Teils der vorliegenden Daten ist es nun möglich, erste Ergebnisse der „Freiburger Wirbelsäulenstudie" zu präsentieren, die seit 1990 läuft und deren Ziel die Ermittlung des Risikos für berufsbedingte LWS-Erkrankungen beim Pflegepersonal ist. Aufgrund des Studiendesigns lassen sich aber jetzt auch Aussagen zu anderen Berufsgruppen treffen.

---

* Diese Studie wurde im Auftrag der Berufsgenossenschaft für Gesundheit und Wohlfahrtspflege, Hamburg, durchgeführt.

Die „Freiburger Wirbelsäulenstudie" – Studiendesign

Im Rahmen der Freiburger Wirbelsäulenstudie wird das Problem der bandscheibenbedingten Wirbelsäulenerkrankungen im Rahmen von 6 Teilprojekten erforscht. Dabei wurden folgende wissenschaftliche Ansätze gewählt.

Teilprojekt 1. Repräsentative Querschnittserhebung (1%-Stichprobenbasis) bei berufstätigem Kranken- und Altenpflegepersonal aller Altersgruppen in stationären Einrichtungen ($n = 3300$) und einer halbierten Stichprobe nicht-pflegerischer Berufsgruppen weitgehend ohne berufliche Exposition gegenüber Hebe- und Tragetätigkeiten (sog. Büroberufe).

Teilprojekt 2. 5jährige Kohortenstudie (Längsschnitt) bei $n = 500$ Auszubildenden der Kranken- und Kinderkrankenpflege vom Ausbildungsbeginn bis zum Abschluß der ersten 2 Berufsjahre; der Stichprobenumfang repräsentiert ca. 1% der Grundgesamtheit aller Auszubildenden in der Bundesrepublik im Pflegeberuf.

Teilprojekt 3. Ergänzende orthopädische Funktionsdiagnostik während der Ausbildung zum Zwecke der Korrelation der Wirbelsäulenbefunde mit den selbstberichteten lumbalen Beschwerden in dieser Gruppe und einer Kontrollgruppe ($n = 700$).

Teilprojekt 4. Fall-Kontroll-Studie zur Epidemiologie von Bandscheibenvorfällen und -protrusionen (346 Fälle), die mittels Kernspin- oder Computertomographie diagnostiziert wurden. Befragung einer gleichgroßen Kontrollgruppe (Patienten zweier Augen- bzw. Zahnkliniken).

Teilprojekt 5. Qualitative, halbstandardisierte Interviewstudie bei $n = 100$ Berufsausgeschiedenen der Kranken- und Altenpflege.

Teilprojekt 6. Standardisierte Erhebungen zur Hebehilfenergonomie und zur Quantifizierung und Differenzierung der Ausstattung pflegerischer Arbeitsbereiche in Krankenhäusern (sog. Stationserhebung) (vgl. im Überblick auch Tabelle 1).

Im Projektverlauf wurden teilweise Modifikationen bzw. Ergänzungen erforderlich.

Allgemeines zum Projekt. Im Rahmen der Querschnittsstudie (Teilprojekt 1) wurden 3300 Krankenpflegekräfte aus Allgemeinkrankenhäusern und Altenpflegeeinrichtungen zur Epidemiologie des Lumbalsyndroms, medizinischen Behandlung und Selbstbehandlung, arbeitsbedingten Risikofaktoren, Hebehilfenergonomie und psychosozialen Belastungsaspekten interviewt. Persönliche und soziodemographische Daten wurden ebenso erhoben wie die Berufsanamnese, wobei ein standardisierter Fragebogen benutzt wurde.

Zu Vergleichszwecken wurde eine Kontrollgruppe von Beschäftigten befragt, die nicht die spezifische körperliche Belastungsexposition aufwies wie das Pflegepersonal. In diese Kontrollgruppe aufgenommen wurden 1500 Beschäftigte mit überwiegender Bürotätigkeit und sitzender Arbeitshaltung.

Ein weiterer Schwerpunkt unserer Studie ist eine longitudinale Kohortenstudie mit Pflegeschülern vom Beginn ihrer Ausbildung bis zum Ende des 2. Jahres als examinierte Pflegekraft (Teilprojekt 2). Mit Hilfe dieses Ansatzes versuchen wir, den Beginn einer sog. „Lumbalsyndromkarriere" in einer Ausbildungs- und Berufsgruppe begleitend zu beobachten, von der wir zu Ausbildungsbeginn ein vergleichbares Risiko zu nicht-pflegerischen Ausbildungsberufen annehmen.

Darüber hinaus haben wir in dieser auf Interviewbasis durchgeführten Studie eine orthopädische Funktionsdiagnostik implementiert, für die eine zusätzliche Kontrollgruppe von 200 Auszubildenden aus nicht-pflegerischen Berufen gebildet wurde.

Ein qualitativer halbstandardisierter Fragebogen dient des weiteren dazu, einen möglichen „healthy worker effect" mittels eines Interviews bei 100 ehemaligen Pflegekräften zu kontrollieren (Teilprojekt 5).

Einen anderen wichtigen Teil unseres Projekts bildet eine indirekte Arbeitsanalyse auf Krankenhausstationen, wobei die Stationsleitungen mit einem standardisierten Fragebogen zu bestimmten Variablen des Belastungsgeschehens befragt werden. Zielgröße dieses Teilprojekts ist eine Erfassung von Stationen, die eine Größenordnung von 15000 Krankenhausbetten repräsentieren (Teilprojekt 6).

Im Rahmen des Teilprojekts 4 (sog. „Radiologiestudie") wurden 322 Patienten mit CT- oder kernspintomographisch nachgewiesenen Bandscheibenvorfällen bzw. -protrusionen untersucht. Zusätzlich zur Auswertung der radiologischen Befunde wurden die Patienten zu ihren Schmerzsymptomen, ärztlich verordneten Behandlungsformen, sportlichen Aktivitäten und zu ihrer Berufsbiographie befragt. Als Kontrollgruppe werden in gleichem Umfang Patienten zweiter Augen- bzw. Zahnkliniken befragt, die im selben Einzugsbereich wie die radiologischen Kliniken liegen. Die Ergebnisse sollen vor allem Aufschluß darüber geben, welche Berufsgruppen unter den Patienten mit Bandscheibenerkrankungen überrepräsentiert sind.

Tabelle 1. Überblick über die Teilprojekte (TP) in der „Freiburger Wirbelsäulenstudie"

Studie		Zielgröße der Stichprobe	Studientyp
Querschnitt Pflegekräfte	(TP 1)	$n =$ 3 300 Pflege und Altenpflegekräfte	Standardisierte Befragung
Querschnitt Büroberufe	(TP 1)	$n =$ 1500 Büroberufe	Standardisierte Befragung
Längsschnitt Pflegeschüler	(TP 2)	$n =$ 500 Pflegeschüler	Jährliche Wiederholung Standardisierte Befragung
Orthopädische Funktionsdiagnostik Pflegeschüler	(TP 3)	$n =$ 500 Pflegeschüler $n =$ 200 Kontrollen	Standardisierte orthopädische Untersuchung
Radiologiestudie	(TP 4)	$n =$ 350 Patienten in radiologischen Praxen/Klinik	CT/Kernspin Standardisierte Befragung
Berufsausgeschiedene Pflegekräfte	(TP 5)	$n =$ 100 frühere Pflegekräfte	Strukturelle Interviews und orthopädische Untersuchung
Arbeitsanalyse für Stationsbereiche	(TP 6)	$n =$ 15000 Krankenhausbetten	Standardisierte Befragung bei Stationsleitungen

Ausgewählte Ergebnisse

Nachfolgend sollen einige der bislang vorliegenden Ergebnisse der Freiburger Wirbelsäulenstudie dargestellt und kurz diskutiert werden. Dabei werden die Teilprojekte 1, 2 und 4 ausgewählt, da sie die für die Begutachtung wichtigsten Daten liefern.

Querschnittsstudie (Teilprojekt 1)

Im Rahmen der Querschnittsstudie ging es darum, die typischen Unzulänglichkeiten vieler bislang durchgeführten Untersuchungen zu vermeiden.

Viele der bisher zu diesem Problem durchgeführten epidemiologischen Studien unterscheiden nicht (bzw. nur unzureichend) zwischen verschiedenen Arten oder Symptomen von LWS-Beschwerden. In den meisten der bisherigen Querschnittsuntersuchungen findet zudem die Berufsbiographie der Probanden keine (bzw. nur in unzulänglichem Maß) Berücksichtigung. Dies ist v. a. dann ein großer Nachteil, wenn es darum geht, Erkenntnisse über eine eventuelle Berufsbedingtheit solcher Beschwerden zu gewinnen, denn ohne Angaben zur Berufsbiographie kann nicht kontrolliert werden, ob die festgestellten Prävalenzraten möglicherweise aus anderen, früher augeübten Berufen oder Tätigkeiten herrühren.

Mit Hilfe des eingesetzten Fragebogens werden die beiden typischen, oben erwähnten Unzulänglichkeiten vieler bisheriger Untersuchungen vermieden: So wird nicht nur zwischen verschiedenen Symptomen (z. B. Lumbalgie vs. Lumboischialgie bzw. Ischialgie) unterschieden, sondern es werden auch detaillierte Angaben zur Berufsbiographie erfragt. Der Fragebogen umfaßt 128 Fragen (neben dem medizinischen Teil auch zu sportlichen Aktivitäten, möglichen häuslichen Belastungen, zur Arbeitsergonomie und zu psychosozialen Belastungen am Arbeitsplatz).

Bislang liegen Daten von $n = 3332$ Krankenschwestern, Altenpflegerinnen und Pflegehelferinnen aus deutschen Einrichtungen vor; in der Vergleichsgruppe können bislang die Daten von $n = 987$ Probanden ausgewertet werden.

Die folgenden Resultate referieren die Punkt- und Lebenszeitprävalenz des Lumbalsyndroms i. allg. sowie Punkt- und Lebenszeitprävalenz der Lumboischialgie bzw. Ischialgie im besonderen. Da insbesondere im Fall der Lebenszeitprävalenzen eine deutliche Altersabhängigkeit besteht, werden die Prävalenzraten sowohl in der Gruppe der Pflegekräfte als auch in der Vergleichsgruppe für jeweils

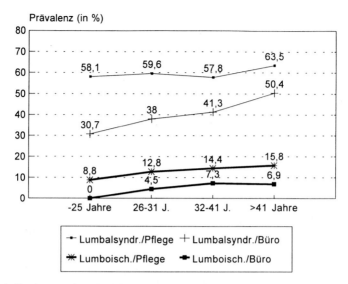

Abb. 1. Punktprävalenz Lumbalsyndrom bei Pflegekräften ($n = 3332$) und Büroangestellten ($n = 987$). Berücksichtigt wurde hier der aktuell ausgeübte Beruf

4 Altersklassen berechnet. Die Abb. 1 und 2 zeigen die entsprechenden Ergebnisse.

Bei allen Symptomen liegen die Prävalenzraten der Pflegekräfte in sämtlichen Altersklassen *signifikant* über den Prävalenzraten der Vergleichsgruppe.

Zu bemerken ist allerdings, daß die bisher dargestellten Resultate allesamt noch die Wirkung einer wichtigen „Störvariable" enthalten: Es blieb nämlich unberücksichtigt, ob die in die Auswertung einbezogenen Personen schon einmal in einem anderen Beruf als dem gegenwärtig ausgeübten tätig gewesen waren. Insbesondere in den *Lebenszeit*prävalenzen, so wird man annehmen müssen, spiegeln sich auch die „angehäuften" Belastungen früherer Berufe bzw. Tätigkeiten wider.

Um aber Prävalenzraten zu erhalten, die möglichst genau den Belastungen zuzurechnen sind, die bei Pflege- bzw. Bürotätigkeiten anfallen, müßte man all jene Probanden von der Auswertung ausschließen, die bereits einmal einen anderen Beruf (bzw. eine andere Tätigkeit) ausgeübt haben. Falls unsere Hypothese richtig ist, wonach der Pflegeberuf erheblich größere LWS-Belastungen für die Beschäftigten mit sich bringt als ein „normaler" Büroberuf, müßten sich die Prävalenzraten in beiden Gruppen noch deutlicher voneinander unterscheiden als zuvor. Die derart vom Einfluß der Störvariablen „gereinigten" Resultate können den Abb. 3 und 4 (die Stichprobe

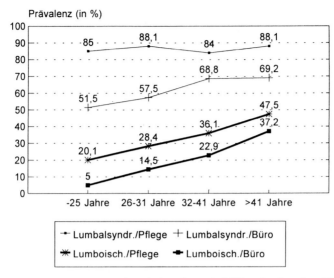

Abb. 2. Lebenszeitprävalenz Lumbalsyndrom bei Pflegekräften ($n=3332$) und Büroangestellten ($n=987$). Berücksichtigt wurde hier der aktuell ausgeübte Beruf

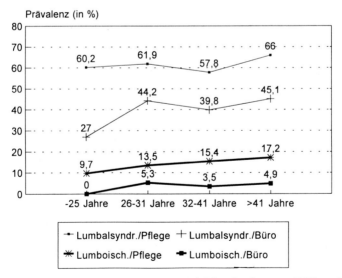

Abb. 3. Punktprävalenz Lumbalsyndrom bei Pflegekräften ($n=2207$) und Büroangestellten ($n=415$). Die „bereinigte" Stichprobe zeigt nur Fälle, in denen bislang nur ein Beruf (Pflegeberuf oder Büroberuf) ausgeübt wurde

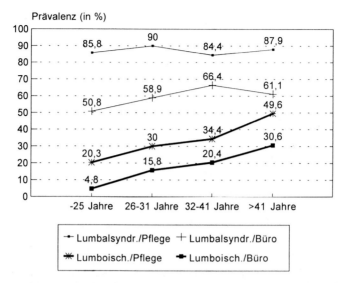

Abb. 4. Lebenszeitprävalenz Lumbalsyndrom bei Pflegekräften ($n=2207$) und Büroangestellten ($n=415$). Die „bereinigte" Stichprobe zeigt nur Fälle, in denen bislang nur ein Beruf (Pflegeberuf oder Büroberuf) ausgeübt wurde

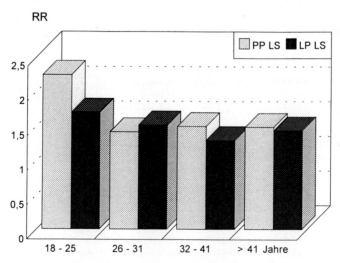

Abb. 5. Punktprävalenz Lumbalsyndrom (PPLS) und Lebenszeitprävalenz Lumbalsyndrom (PPLS) bei einer berufsbiographisch kontrollierten Stichprobe von Pflegekräften – Vergleichsgruppen Angehörige von Büroberufen

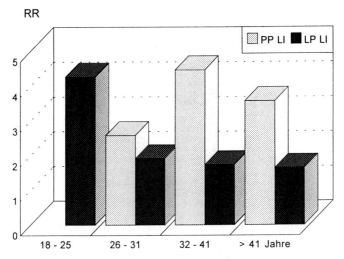

Abb. 6. Punktprävalenz Lumboischialgie und Lebenszeitprävalenz Lumbalsyndrom (PPLS) bei einer berufsbiographisch kontrollierten Stichprobe von Pflegekräften – Vergleichsgruppe Angehörige von Büroberufen

umfaßt nur berufsbiographisch „reine" Pflege- bzw. Bürokräfte) entnommen werden.

Ein Vergleich dieser Ergebnisse mit den in Abb. 1 und 2 präsentierten Resultaten bestätigt insgesamt unsere Hypothese. Betrachtet man die Prävalenzraten in den beiden letzten Altersklassen – in denen die „Berufswechsler" naturgemäß eher ins Gewicht fallen als bei den Jüngeren –, so läßt sich für die Vergleichsgruppe eine (im Vergleich zu vorher) geringere Beschwerderate feststellen. Insbesondere bei der Lebenszeitprävalenz der Lumboischialgie bzw. Ischialgie ist die Verringerung deutlich sichtbar. Vergleicht man die entsprechenden Ergebnisse bei den Pflegekräften, so läßt sich eindeutig feststellen, daß dies hier offensichtlich nicht der Fall ist.

Die sich aus den Daten ergebenden relativen Risiken (Lumbalgie bzw. Lumboischialgie) sind in Abb. 5 und 6 dargestellt.

Orthopädische Funktionsdiagnostik (Teilprojekt 2)

Orthopädische Untersuchungen (Abb. 7) wurden im Rahmen des Teilprojekts 2 an mehr als 700 Beschäftigten (Studiengruppe $n = 532$, Kontrollgruppe $n = 202$) vorgenommen, um auszuschließen, daß Beschäftigte in der Krankenpflege in höherem Maße an orthopädischen Anomalien leiden als dies bei nicht in der Pflege tätigen

☐	**Messung der Körperparameter** (Größe, Gewicht);
☐	**Palpation**
☐	**Inspektion von hinten** (Becken-, Schulterschiefstand, Skoliose, Beinlängendifferenzen)
☐	**Inspektion von vorne** (Thoraxasymmetrien; Kiniefehlstellungen)
☐	**Inspektion von der Seite** (Lendenlordose, Brustkyphose, Flachrücken, Beckenkippung nach ventral, abgeflachten Thorax, Vornüberneigung der Schultern, Kopfhaltung, Muskulaturinsuffizienz)
☐	**Reklination** (ungleiche Lendenlordosierung, LWS-Fixierung);
☐	**Bewegungsprüfung in der Inklination** (Schober'sches-, Ott'sches Zeichen, Finger-Boden-Abstand)
☐	**Aufrichten aus der Inklination** (Bewegungsablauf, Abstützen, Gibbus, laterale Ausweichbewegung)
☐	**Prüfung der Seitneigung links/rechts**
☐	**Torsionsprüfung im Sitzen**
☐	**Abstands- und Flèche-Messungen**
☐	**Lasègue'sches Zeichen**

Abb. 7. Untersuchungsmethoden

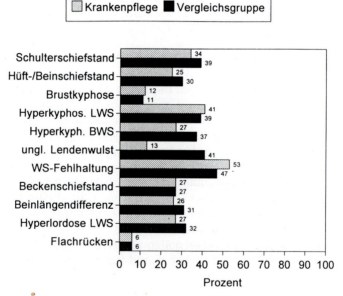

Abb. 8. Häufig vorkommende orthopädische Auffälligkeiten bei Beschäftigten in der Krankenpflege bzw. bei einer nicht-exponierten Vergleichsgruppe ($n = 734$)

Personen der Fall ist. Als relevante „orthopädische Auffälligkeiten" wurden folgende Merkmale klassifiziert: (in der Regel geringfügige, d. h. höchstens 2 cm abweichende) Wirbelsäulenfehlhaltung unter Beteiligung der LWS (Skoliose) und/oder Beinlängendifferenz und/

oder Beckenschiefstand und/oder Flachrücken und/oder Hyperlordose der LWS. Die Relevanz dieser Merkmale wurde auch durch eine Diskriminanzanalyse bestätigt. Die Ergebnisse sollten jedoch hinsichtlich ihrer Auswirkungen auf ein LWS-Syndrom mit Bedacht interpretiert werden, da die Auffälligkeiten in der Regel nur gering sind.

Die in der Abb. 8 wiedergegebenen Ergebnisse der orthopädischen Untersuchungen zeigen, daß die Kohorte der in der Krankenpflege Beschäftigten auf keinen Fall einen höheren Grad an orthopädischen Anomalien aufweist, als dies bei einer Vergleichsgruppe der Fall ist.

Arbeitsmedizinische Epidemiologie von Bandscheibenvorfällen bzw. -protrusionen (Teilprojekt 4)

Für die Fall-Kontroll-Studie wurde seit Anfang 1992 322 Erwerbstätige mit einem chronischen Lumbalsyndrom als Probanden rekrutiert, die sich tomographisch untersuchen lassen mußten (CT/NMR) und bei denen die Diagnose Bandscheibenvorfall bzw. -protrusion gestellt wurde. Sämtliche Probanden wurden mittels eines standardisierten Fragebogens interviewt, der u. a. Fragen zur Berufsbiographie und zur Beschwerdesymptomatik enthielt. Die 322 Kontrollen waren erwerbstätige Patienten zweier Augenkliniken sowie einer Zahnarztpraxis und glichen den Fällen hinsichtlich Lebensalter und Geschlecht (matched pairs). Um Risikoberufe zu identifizieren, wurden für einzelne Berufsgruppen Odds-Rations (OR) einschließlich der zugehörigen 95%-Konfidenzintervalle berechnet.

Tabelle 2 enthält die OR-Werte für diejenigen Berufe (Berufsgruppen), welche *zum Zeitpunkt der Diagnosestellung* ausgeübt wurden. Die in Tabelle 3 dargestellten Resultate berücksichtigen *sämtliche* von den Probanden jemals ausgeübten Berufe. Da die Beschäftigungsdauer in einem Beruf eine berufsspezifische Belastungsdosis anzeigt, wurde auch hier unterschieden, ob ein gegebener Beruf 1–10 Jahre oder länger als 10 Jahre ausgeübt wurde. Aufgrund der Ergebnisse kann festgestellt werden, daß Angehörige von 3 Berufsgruppen in der Fallgruppe überzufällig häufig vertreten sind:

– Kranken- und Altenpflegeberufe,
– Metallarbeiter- und Schlosserberufe,
– Bauberufe.

Tabelle 2. Odds-Ratio (OR) bei ausgewählten Berufsgruppen (bei Diagnosestellung ausgeübte Berufe, OR gegenwärtig im betr. Beruf/gegenwärtig nicht im betr. Beruf; *F* Fälle, *K* Kontrollen, *KI* 95% Konfidenzintervall)

Berufsgruppe		aktueller Beruf ja	aktueller Beruf nein	OR	(KI)
Metallarbeiter- und Schlosserberufe	F	40	282	2,3[b]	(1,3–4,0)
	K	19	303		
Bauberufe	F	19	303	3,3[b]	(1,3–8,4)
	K	9	316		
Kranken- und Altenpflegeberufe	F	16	306	4,2[a]	(1,4–12,6)
	K	4	318		
Kraftfahrer	F	9	313	0,9	(0,4–2,2)
	K	10	312		
Organisations-, Verwaltungs- und Büroberufe	F	60	262	0,9	(0,6–1,4)
	K	64	258		
Gesundheitsberufe ohne Pflege	F	7	315	0,5	(0,2–1,2)
	K	14	306		
Lehr-, Erz.-, künstl. geistes- bzw. naturwissenschaftliche Berufe	F	17	305	0,5[a]	(0,3–0,9)
	K	32	290		
Ingenieur- und technische Berufe	F	24	298	0,7	(0,4–1,1)
	K	35	287		
Kaufmännische Berufe	F	47	275	0,7	(0,5–1,1)
	K	61	261		

[a] $p < 0{,}05$; [b] $p < 0{,}01$

Diskussion und Ausblick

Die hier kurz vorgestellten Ergebnisse der Freiburger Wirbelsäulenstudie zeigen, daß Krankenpflegekräfte ein mehr als doppelt so hohes Risiko wie Büroangestellte bezüglich des Entstehens einer Lumboischialgie haben, für eine „bandscheibenbedingte Wirbelsäulenerkrankung", die als aussagekräftiges Symptom zu betrachten ist (Punktprävalenz wie Lebenszeitprävalenz). Diese Daten werden durch die Ergebnisse radiologischer Untersuchungen gestützt, wo-

Tabelle 3. Odds-Ratio (OR) bei einzelnen Berufsgruppen nach Beschäftigungsdauer (*OR1* 1–10 Jahre/nie; *OR2* > 10 Jahre/nie; *F* Fälle, *K* Kontrollen, *KI* 95% Konfidenzintervall)

Berufsgruppe		1–10 Jahre Dauer	> 10 Jahre Dauer	nie ausgeübt	OR1	KI	OR2	(KI)
Metallarbeiter- und Schlosserberufe	F K	18 18	48 19	256 285	1,1	(0,6–2,2)	2,8[b]	(1,6–4,9)
Bauberufe	F K	10 5	16 7	296 310	2,1	(0,7–6,2)	2,4	(1,0–5,9)
Kranken- und Altenpflegeberufe	F K	5 3	13 4	304 315	1,7	(0,4–7,2)	3,4[a]	(1,1–10,4)
Kraftfahrer	F K	7 7	9 10	306 305	1,0	(0,3–2,9)	0,9	(0,4–2,2)
Organisations-, Verwaltungs- und Büroberufe	F K	18 18	53 58	251 246	1,0	(0,5–1,9)	0,9	(0,6–1,4)
Gesundheitsberufe ohne Pflege	F K	4 5	4 11	314 306	0,8	(0,2–2,9)	0,4	(0,1–1,1)
Lehr-, Erz., künstl., geistes- bzw. naturwissenschaftliche Berufe	F K	11 13	11 13	298 283	0,8	(0,4–1,8)	0,5[a]	(0,2–0,9)
Ingenieur- und technische Berufe	F K	9 10	21 25	292 287	0,9	(0,4–2,2)	0,8	(0,5–1,5)
Kaufmännische Berufe	F K	22 18	48 58	252 246	1,2	(0,6–2,3)	0,8	(0,5–1,2)

[a] $p < 0,05$, [b] $p < 0,001$

nach der Bandscheibenvorfall bei Beschäftigten in der Krankenpflege bis zu 4mal häufiger vorkommt als zu erwarten wäre. Schließlich zeigen die orthopädischen Funktionsuntersuchungen, daß diese erhöhten relativen Risiken bzw. OR nicht auf die Tatsache zurückzuführen sind, daß in der Krankenpflege Beschäftigte überzufällig häufig orthopädische Anomalien aufweisen.

Damit entsprechen die gefundenen Werte in etwa den Risiken, wie die im Falle der Hepatitis-B-Gefährdung bei Angehörigen der medizinischen Berufe verifiziert werden konnten [5]. Bei einem relativen Risiko von etwa 2,5, wie es im Fall der Hepatitis B gesichert werden konnte, hat es bislang nie Zweifel an der Berufsbedingtheit der Erkrankung gegeben.

Aus den Ergebnissen, die hier kurz vorgestellt wurden, ergeben sich aber noch weitere Fragen an die Forschung:

So wurde im Rahmen der Radiologiestudie auch bei anderen Berufsgruppen – Bauberufe und Metall- bzw. Schlosserberufe – erhöhte OR gefunden. Da die Klassifikation in diesen 2 Berufsgruppen sicherlich noch unzureichend ist, müssen hier weitere Forschungsanstrengungen unternommen werden, um die genauen Risiken und die genauen Risikotätigkeiten zu identifizieren, die zu diesem Ergebnis geführt haben.

Für die Begutachtung von bandscheibenbedingten Wirbelsäulenerkrankungen bedeuten unsere Ergebnisse, daß zumindest Teile des Erhebungsinstruments (Fragebogen) so umgearbeitet werden sollten, daß sie im Zuge des Verfahrens eingesetzt werden könnten, um der Frage der Berufsbedingtheit nachzugehen. Interessant an den Untersuchungen der Radiologiestudie erscheint darüber hinaus, daß bei Beschäftigten, die ihren Beruf weniger als 10 Jahre ausgeübt haben, noch kein signifikant erhöhtes Risiko für einen Bandscheibenvorfall festzustellen ist. Erst bei mehr als 10jähriger Berufsdauer bzw. der Angabe „aktueller Beruf" kann ein deutlich häufigeres Vorkommen verifiziert werden. Insofern erscheint die Tatsache, daß im Zuge eines Berufskrankheitenverfahrens eine „langjährige Tätigkeit" nachgewiesen werden sollte, nicht unplausibel, da „langjährig" mit in der Regel 10 Jahren und mehr definiert wird.

Literatur und Anmerkungen

1. Blome O (1992) Die „neue" Berufskrankheitenliste 1993, BG 1993, 426, Zweite Verordnung zur Änderung der Berufskrankheitenverordnung vom 18. 12. 1992, Bundesgesetzblatt 1992 I, 3443
2. Brandenburg S (1994) Anerkennung von Wirbelsäulenerkrankungen als Berufskrankheit bei Beschäftigten im Gesundheitsdienst. In: Hofmann F, Reschauer G, Stößel U (Hrsg) Arbeitsmedizin im Gesundheitsdienst, Bd. 7. Edition FFAS, Freiburg, S 183–190
3. Heuchert G (1994) Berufsbedingte Wirbelsäulenerkrankungen aus epidemiologischer Sicht. In: Hofmann F, Reschauer G, Stößel U (Hrsg) Arbeitsmedizin im Gesundheitsdienst, Bd 7. Edition FFAS, Freiburg, S 170–182
4. Hofmann F, Duringer C, Michaelis M, Siegel A, Stössel U, Stroink U (1993) Zur Frage berufsbedingter Erkrankungen der Lendenwirbelsäule aus arbeitsmedizinischer Sicht. In: Hierholzer G, Kunze G, Peters D (Hrsg) 8. Gutachterkolloquium. Springer, Berlin Heidelberg New York Tokyo, pp 29–37
5. Hofmann F, Berthold H (1989) Zur Hepatitis-B-Gefährdung des Krankenhauspersonals – Möglichkeiten der prae- und postexpositionellen Prophylaxe. Med Welt 40:1294–1301
6. Lagerlöf E, Broberg E (1989) Occupational injuries and diseases. In: Brune DK, Edling C (eds) Occupational Hazards in the health professions. CRC Press, Boca Raton, pp 13–27

Teil II
Anatomie und Biomechanik der Bandscheibendegeneration

Die Wirbelsäule – eine Fehlentwicklung der Evolution?

R. Putz und M. Müller-Gerbl

Die meisten Bücher oder Kurse über Rückenschule und Vorträge über degenerative Erkrankungen der Wirbelsäule beginnen mit der Feststellung, daß als wesentliche Ursache für die vielen Rückenbeschwerden des rezenten Menschen die Aufrichtung zum zweibeinig gehenden Wesen anzusehen sei. Dies gipfelt im gelegentlich zu hörenden Schlagwort, die Wirbelsäule sei eine „Fehlentwicklung der Evolution". Bei vordergründiger Betrachtung will der finalistisch denkende Mensch nicht akzeptieren, daß gerade die Wirbelsäule, die so charakteristisch für die Spezies Mensch ist, im Laufe der Evolution einer der größten Problembereiche des Bewegungsapparats geblieben ist. Dazu kommt, daß der einzelne Wirbel für sich allein betrachtet eine wirklich bizarre, sich auch für den Fachmann nicht aus sich selbst erklärende Gestalt besitzt.

Voraussetzung für das Verständnis des Problems ist, sich die wesentlichen Mechanismen der Evolution in bezug auf den Bewegungsapparat vor Augen zu halten [1, 3]:

- Klar sollte sein, daß gerade beim Bewegungsapparat – abgesehen vom Wettbewerbsvorteil des Individuums – die Ökonomisierung des Energiehaushalts eine der wesentlichen Triebfedern der Evolution darstellt. Diese Vorgabe führt dazu, daß sich die LWS mit Hilfe der Kippung des Beckens in die Schwerlinie des Körpers einstellt. Durch die damit verbundene Kraftersparnis der posturalen Rückenmuskulatur wird wesentlich Energie eingespart.
- Der formale Mechanismus der Evolution beruht darauf, daß für den Wettbewerb des Individuums vorteilhafte Mutationen nur über die Vererbung an Raum gewinnen können. Aus statistischen Gründen können allerdings nur solche Mutationen relevanten Erfolg haben, die sich innerhalb der Generationsperiode, d. h. bis etwa zum 30. Lebensjahr manifestieren. Erst im späteren Leben wirksame positive oder negative Genexpressionen haben für die Entwicklung einer Spezies nur sekundäre Auswirkungen, z. B. über die Wirkung auf die Gruppe. Vereinfacht ausgedrückt kann man feststellen, daß – abgesehen von Rückwirkungen der sozialen

Struktur – Evolution im wesentlichen eben nur aus individuellen Vorteilen und Nachteilen für das Individuum bis etwa zum 30. Lebensjahr fortschreiten kann.
- Schließlich sollte klar sein, daß Evolution nur auf den verfügbaren Materialien des passiven Bewegungsapparats (Kollagene, Proteoglykane, Mineralisierung etc.) und deren von ihrer Zusammensetzung her bedingten Leistungsfähigkeiten (Druck- bzw. Zugfestigkeit) aufbauen kann.

Ausgehend von diesen Überlegungen wird das im Titel aufgeworfene Fragezeichen eigentlich noch größer. Warum wird das System „Wirbelsäule" nicht über die Evolution optimiert? Anfälligkeit für Rückenprobleme auch bei jüngeren Menschen ist doch ein Wettbewerbsnachteil?

Die Antwort auf diese Fragen ist so einfach wie ernüchternd. Die Wirbelsäule des Menschen *ist* nach den Gesetzmäßigkeiten der Evolution optimiert! Sie besitzt einen sehr hohen Differenzierungsgrad als Kompromiß der Anpassung an die Erfordernisse einerseits der Stabilität und andererseits zugleich der Mobilität. Diese Art von Kompromiß ist Resultat der entwicklungsbiologischen Zielsetzung und damit Schlüssel für das Verständnis der meisten gelenkigen Verbindungen des menschlichen Körpers.

Anpassung an die Erfordernisse der Stabilität zeigt sich in Materialverteilung und Festigkeit der Elemente der Wirbelsäule, Anpassung an Mobilität spiegelt sich in den segmentalen Bewegungsausschlägen wider und verschafft dem Menschen den für ihn charakteristischen Bewegungsraum.

Das Problem besteht darin, daß sich die beiden Zielsetzungen in einer Art kompetitiven Widerstreits gegenseitig absolut begrenzen. Im folgenden sollen nun die einzelnen Elemente der Bewegungssegmente unter diesem Gesichtspunkt untersucht werden.

In allen Abschnitten der Wirbelsäule zeigen die *Wirbelkörper* eine zur Aufnahme axialer Druckkräfte optimal orientierte Spongiosaarchitektur. Aus statischen Erfordernissen nehmen ihre Volumina in nahezu linearer Weise von kranial nach kaudal bei gleichbleibender Festigkeit der Spongiosa zu.

Obwohl die Wirbelsäule als Ganzheit zweifellos starken Biegebeanspruchungen unterliegt, sind diese auf der Ebene des einzelnen Wirbelkörpers offenbar nicht mehr relevant. Die Lösung dieses Problems liegt darin, daß die intakten Bandscheiben in der Lage sind, eine gleichmäßige Druckeinleitung in die Deck- bzw. Grundplatten der Wirbelkörper zu garantieren.

Der Vergleich mit den Wirbelkörpern von vierbeinigen, auf dem Lande lebenden Säugetieren zeigt, daß die Spongiosa einen im wesentlichen identischen Bau wie die des menschlichen Wirbels aufweist. Dies ist nicht weiter überraschend, wenn man sich vor Augen hält, daß auch bei diesen Tieren die Wirbelsäule im wesentlichen auf Druck in Längsrichtung beansprucht wird.

Die Masse des Rumpfes würde ohne entsprechende Abstützung durch die Wirbelsäule die hinteren und die vorderen Extremitäten gewissermaßen zusammenklappen lassen. Die Wirbelsäule wirkt dieser Neigung entgegen und wird damit axial auf Druck beansprucht [2]. Das häufig gehörte Argument, daß sich die Wirbelsäule in der letzten Phase der Evolution zum Menschen von der Biege- zur Druckbeanspruchung hin hätte umorientieren müssen, wird damit hinfällig.

Die *Wirbelgelenke* erfüllen 2 Funktionen [4]. Die eine besteht darin, die segmentalen Bewegungsausschläge in Grenzen zu halten, die andere, nach ventral gerichtete Scherkräfte aufzunehmen. Dementsprechend sind die Wirbelgelenke in den einzelnen Abschnitten der Wirbelsäule etwas unterschiedlich orientiert. In der HWS spielen sie angesichts der breiten muskulären Verankerung und der relativ geringen Kräfte eine vergleichsweise untergeordnete Rolle. Sie übernehmen einen größeren Anteil der statischen Druckkräfte und stellen für die Endphase der Rotation keine harte Begrenzung dar. In der BWS wird die Rotation über die langen Hebelarme der Rippen und die sie verbindenden Bänder und Muskeln weich gebremst, so daß diese Gelenke ausschließlich nach ventral gerichtete Scherkräfte aufzunehmen haben.

Etwas komplizierter stellen sich die Verhältnisse in der LWS dar. Während auch hier der mediale Anteil der Gelenke die ventral gerichtete Druckkomponente aufzunehmen hat, sind die lateralen Anteile stark abgewinkelt und stellen Sicherungen der Rotation dar. Als Ausdruck der Anpassung an statischen bzw. dynamischen Druck sind die medialen Anteile bezeichnenderweise hoch mineralisiert. Die Spezialisierung geht sogar so weit, daß die Druckmaxima im Bereich der oberen und der unteren Kante liegen, also in den Gelenkzonen, die in den Endstellungen der Ventral- und der Dorsalflexion in Kontakt verbleiben.

Die lateral auskragenden Teile der Processus articulares superiores besitzen eine charakteristische Spongiosaarchitektur, die eine Anpassung an Biegebeanspruchung erkennen läßt. Der Winkel zwischen den beiden Gelenkfortsätzen rechts und links ist dort am kleinsten, wo die größten Momente im Sinne einer Rotation auftreten. Dementsprechend nimmt er in der LWS von kranial nach kaudal hin zu.

Vergleicht man die Ausrichtung der Gelenkfortsätze beim Menschen mit der bei verschiedenen Tieren, so wird rasch klar, daß gerade diese Fortsätze einen außerordentlich hohen Grad der Anpassung an

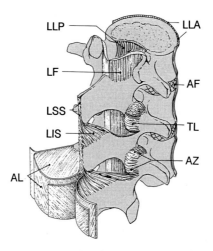

Abb. 1. Bandapparat der LWS. Abgesehen vom Lig. longitudinale anterius und von den elastischen Ligg. flava sind alle übrigen Bänder der lumbalen Bewegungssegmente schräg oder quer zur Längsachse der Wirbelsäule eingestellt und sind als Teile eines die Kinematik bestimmenden Getriebesystems aufzufassen. (*LLA* Lig. longitudinale anterius, *LLP* Lig. longitudinale posterius, *AF* Anulus fibrosus, *LF* Lig. flavum, *AZ* Articulationes zygapophysiales, *TL* Quere Bänder der Wirbelgelenkkapsel, *LIS* Lig. interspinale, *LSS* Lig. supraspinale, *AL* Aponeurosis lumbodorsalis). (Aus: Putz 1992)

das Bewegungsmuster der einzelnen Spezies aufweisen. Bei allen größeren Säugetieren, bei denen in der LWS hohe Momente im Sinne einer Rotation auftreten (z. B. Hund, Ziege), sind die oberen Gelenkfortsätze besonders stark ausgebildet und umgreifen hakenförmig (Steinbock) die unteren Fortsätze. Bei an sich ebenso hoch entwickelten Säugetieren, bei denen keine derartigen im Sinne einer Rotation wirkenden Momente auftreten, sind diese Fortsätze nur in Form flacher Platten ausgebildet (z. B. Wale).

Eine besondere Herausforderung stellt die Interpretation des Bandapparats gerade der lumbalen Wirbelsäule dar (Abb. 1). Als erstes fällt auf, daß der *Bandapparat* beim Menschen regional sehr unterschiedlich ausgebildet ist, wobei die Bewegungssegmente der LWS den höchsten Differenzierungsgrad besitzen [7]. Das hervorstechende, überwiegende Merkmal der einzelnen Bänder ist ihr in bezug auf die Längsachse der Wirbelsäule schräg ausgerichteter Verlauf. Dies gilt für die Fasern des Anulus fibrosus genauso wie für das Lig. longitudinale posterius, das Lig. interspinale, das Lig. supraspinale und die queren Verstärkungszüge der Gelenkkapseln. Es gilt auch für die Aponeurosis lumbodorsalis, die als dicke Faserplatte den Bandapparat dorsal ergänzt. Ausgenommen von diesem Bauprinzip ist nur das Lig. longitudinale anterius, abgesehen von den massiven elastischen Ligg. flava, die naturgemäß eine Sonderstellung einnehmen.

Während das Lig. longitudinale anterius als unelastische Zuggurtung in den lordotischen Abschnitten der Wirbelsäule eine sehr wichtige statische Funktion besitzt, leisten die übrigen Bänder ihren Beitrag bei der Steuerung der Kinematik. Die schräge Ausrichtung macht es möglich, daß Anteile des Bandapparats in den Endstellungen der einzelnen Bewegungen jeweils langsam zunehmend gespannt werden. Damit wird garantiert, daß in den Endphasen dieser Bewegungen Spannungsspitzen und damit die Gefahr von Mikrotraumata vermieden werden können. Einige Bänder, wie z. B. die queren Bänder der Wirbelgelenke und das Lig. interspinale, sind sogar so angeordnet, daß sie diese Funktion sowohl bei der Ventral- als auch bei der Dorsalflexion erfüllen können [6, 8].

Angelpunkt dieses phantastischen kinematischen Systems stellen im wahrsten Sinne des Wortes die Wirbelgelenke dar. Gemeinsam mit den verschiedenen Bandlängen bestimmen sie maßgeblich Richtung und Ausmaß der Verschiebung der Wirbel zueinander. Während frühere Arbeiten versucht haben, den jeweiligen maßgeblichen Drehpunkt aufzufinden, zeigen neuere Untersuchungen [5], daß sich der Bandapparat der Bewegungssegmente der LWS gemeinsam mit den zugehörigen Wirbelgelenken wie ein Getriebe verhält. Unter anderem erklärt diese Theorie exakt die Verteilung der subchondralen Mineralisierung in den Wirbelgelenken.

Aus dieser Theorie kann auch die für die LWS charakteristische ungleiche Verteilung der ventralen und der dorsalen Dicke des Anulus fibrosus erklärt werden [9]. Die Rotation wird offenbar gemeinsam mit den Wirbelgelenken in erster Linie vom ventralen Teil des Anulus fibrosus begrenzt, wodurch wegen der Verschiebung des maßgeblichen Drehpunkts der Rotation nach dorsal in die Richtung der Wirbelgelenke zwischen den beiden Anteilen des Anulus eine ungleiche Spannung entsteht. Die maximale Spannung im dorsalen Anteil bleibt nach oben hin begrenzt, während die Spannung des ventralen Anteils weiterhin von den lokal wirkenden Kräften bestimmt wird. Die Regeln der kausalen Histogenese führen dazu, daß der ventrale Teil des Anulus stärker entwickelt wird oder erhalten bleibt als der dorsale. In den Bandscheiben der LWS besteht also eine physiologische Ungleichverteilung des Anulusgewebes, was sich bei belastungs- oder altersbedingten Gewebeumwandlungen (Degeneration?) bekanntermaßen sehr störend auswirken kann (Diskushernie).

Damit erhebt sich die Frage nach der eigentlichen Rolle der *Bandscheiben*. Ihre vordergründige Aufgabe ergibt sich aus der Beschreibung der Morphologie der Wirbelkörper. Die konsequente Ausrichtung der Spongiosa senkrecht zu den Grenzflächen der

Wirbelkörper zeigt, daß diese Grenzflächen unter normalen Verhältnissen biegungsfrei axialen Druck über die gesamte Ausdehnung der Flächen aufnehmen. Der Diskus vermittelt im wesentlichen als eine Art wassergefülltes Kissen eine gleichmäßige Druckeinleitung unabhängig von der Position der Wirbel zueinander. Ist diese Funktion als Wasserkissen gestört, z. B. infolge Wasserverlust oder infolge der Zerstörung der Hüllen, so verliert sich dieser Effekt, und die einzelne Bandscheibe wirkt mehr und mehr wie ein Festkörper. In diesem Fall kommt es bereits bei geringfügigen Auslenkungen zu Spannungsspitzen in den Randzonen der Wirbelkörper, was sich in randständigen Verdichtungen der Spongiosa und in einer Umordnung der Architektur widerspiegelt.

Eine weitere Aufgabe ergibt sich aus der Integration des Anulus fibrosus in den Bandapparat. Das beschriebene hochdifferenzierte Getriebe kann nur dann in optimaler Weise funktionieren, wenn möglichst viele der einzelnen Bänder und Faserbündel eine Vorspannung besitzen. Der Quellungsdruck des Nucleus pulposus sorgt durch das Auseinanderdrängen der jeweils angrenzenden Wirbel für diese Spannung und bestimmt damit die Effektivität des Bandapparats.

Ist eine derartige Vorspannung der Bänder nicht gegeben, so besteht die Gefahr, daß die Bänder in den Endphasen der einzelnen Bewegungen ruckartig gespannt werden und daß bei rascheren Bewegungsabläufen kleine unkontrollierte Verschiebungen der Wirbel zueinander auftreten. In beiden Fällen können unkontrollierte lokale Spannungsspitzen mit der entsprechenden Gefahr von Mikrotraumata auftreten. Hier wird die entscheidende Rolle der tiefen Rückenmuskulatur als Sicherungssystem deutlich. Bei Insuffizienz des Bandapparats ist sie in der Lage, für eine gleichmäßige Auslenkung der Wirbel und damit auch für eine adäquate Spannungsverteilung im Bewegungssegment zu sorgen.

Es läßt sich also klar darstellen, daß jedes einzelne Element gerade des lumbalen Bewegungssegments seinen schlüssig zu interpretierenden Platz in einem hochdifferenzierten Getriebesystem besitzt und daß die Wirbelsäule des Menschen an sich strukturell den Anforderungen an den aufrechten Gang qualitativ völlig entspricht.

Vergleicht man die beiden Herausforderungen an unser Achsenorgan: *Stabilität (Statik/Dynamik) und Mobilität (Kinematik/Kinetik)*, so stellt sich rasch heraus, daß beide Anforderungen nicht in derselben Weise quantitativ maximiert werden können (Abb. 2). Eine Weiterentwicklung der Anpassung an statische Anforderungen kann angesichts der primären Leistungsfähigkeit der biologischen Materialien nur über eine Zunahme der Masse der beteiligten Elemente, z. B. der Wirbelkörper und des Bandapparats, erfolgen. Daß dies aber zwangsläufig zu einer Einschränkung der Beweglichkeit führen muß,

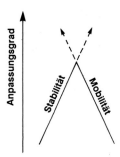

Abb. 2. Anpassungswege an Stabilität und Mobilität begrenzen sich im Laufe der Evolution zwangsläufig gegenseitig im Sinne einer kompetitiven Zielsetzung

ist ebenso klar und wird durch viele Vergleiche aus der Technik bewiesen.

Vor dem Hintergrund akzeptabler ergonomischer Verhältnisse bzw. unter Berücksichtigung eines möglichst geringen Energieverbrauchs kann andererseits Mobilität nur auf Kosten der Stabilität ausgebaut werden.

Die menschliche Wirbelsäule erweist sich bei näherer Betrachtung als bis ins letzte Detail optimierter Kompromiß der Evolution im Versuch, soviel Mobilität als möglich zu gewährleisten und gleichzeitig soviel an Stabilität als notwendig zu garantieren. Eine funktionelle Analyse der anatomischen Strukturen auf lupenanatomischer Ebene vermag genauso die klare Beziehung von Form und Funktion zu demonstrieren und die Zielsetzungen der Evolution auch im Detail nachzuvollziehen. Gerade die Wirbelsäule erweist sich als in höchstem Grad funktionell differenziertes Gebilde und eigentlich – als Antwort auf die Frage im Titel – als Meisterstück der Evolution.

Dieses hochdifferenzierte System kann aber bei extremer Bevorzugung einer der beiden Zielsetzungen in Beruf und Freizeit leicht überfordert werden. Dazu kommt, daß die biologische Leistungsfähigkeit der Gewebe des passiven Bewegungsapparats auf eine Lebensspanne von ca. 30–40 Jahren abgestimmt ist, wie sie bis zum Anfang des letzten Jahrhunderts bestand.

Literatur

1. Darwin Ch (1859) On the origin of the species by means of natural selection, or the preservation of favoured races in the struggle for life. Murray, London
2. Kummer B (1959) Biomechanik des Säugetierskeletts. In: Handbuch der Zoologie, Bd VIII/24, Teil 6. de Gruyter, Berlin, S 1–80
3. Mayer E (1979) Evolution und die Vielfalt des Lebens. Springer, Berlin Heidelberg New York
4. Müller-Gerbl M (1992) Die Rolle der Wirbelgelenke für die Kinematik der Bewegungssegmente. Ann Anat 174:48–53
5. Nägerl H, Kubein-Meesenburg D, Fanghänel J (1992) Elements of a general theory of joints. Mechanical structures of the relative motion of adjacent vertebrae. Anat Anz 172:66–75
6. Putz R (1989) Functional morphology of the lumbar spine. J Manual Med 4:2–6
7. Putz R (1992) The detailed functional anatomy of the ligaments of the vertebral colums. Ann Anat 174:40–47
8. Putz R (1992) Anatomisch funktionelle Gesichtspunkte bei der Behandlung von Verletzungen der Wirbelsäule, 109. Kongreß. Langenbecks Arch Chir [Suppl] 377:256–262
9. Putz R (1993) Funktionsbezogene Morphologie der Bandscheiben. Radiologe 33:563–566

Biomechanische Analyse der Belastungen im LWS-Bereich

E. Schneider und M. Morlock

Einleitung

Für die Untersuchung einer möglichen Kausalität zwischen berufsbedingter Belastung und eingetretenem Schaden in der Wirbelsäule im Hinblick auf die BK 2108 ist als erstes eine klare begriffliche Abgrenzung hilfreich. Die *Belastung* der Wirbelsäule, allgemein beschrieben durch 3 Kräfte und 3 Momente ist eine *virtuelle* Größe, die physikalisch nicht auftritt und deswegen auch nicht direkt gemessen werden kann. Sie ist die auf einen bestimmten Ort bezogene Summe aller Kräfte und Momente, welche an der Wirbelsäule wirken. Sie wird deshalb oft auch als Resultierende der externen Kräfte und Momente bezeichnet. Sie ergibt sich als Folge der Tätigkeit einer Person und ist abhängig von der Dynamik der Bewegung und der Größe der von außen wirkenden Kräfte (z. B. dem Gewicht eines bewegten Patienten). Die Belastung ist also geeignet, die *Schwere* einer Tätigkeit zu quantifizieren. Sie muß unterschieden werden von der Beanspruchung bestimmter physiologischer Strukturen beim Einzelnen.

Als *Beanspruchung* werden die in einer bestimmten Struktur wirklich auftretenden Kräfte und Momente bezeichnet. Sie äußert sich z. B. als Kompressionsspannung der Bandscheibe, als Zugspannung im hinteren Längsband oder als Verschiebung eines Wirbelkörpers relativ zum nächsten. Sie kann auch gemessen werden, solange dies meßtechnisch möglich ist. Beanspruchungen können mit den Festigkeitskriterien der entsprechenden Strukturen in Beziehung gesetzt werden und erlauben die Abschätzung eines möglichen Versagens. Da die In-vivo-Messung der Beanspruchung einer physiologischen Struktur nur im Einzelfall möglich ist, wird diese meist über mathematische Modelle durch Aufteilung der Gesamtbelastung auf die einzelnen Bestandteile der Wirbelsäule berechnet. Die für den jeweiligen Strukturteil gültigen Versagenskriterien werden typischerweise aus In-vitro-Studien bestimmt und variieren (z. B für Wirbelkörper) stark in Abhängigkeit von den mehr oder weniger physiologischen Testbedingungen, vom Knochenmineralgehalt und der Höhe der Entnahme aus der Wirbelsäule [7–9, 22, 24, 54]. Die Beanspruchung hängt von

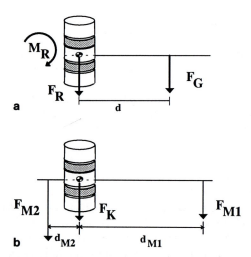

Abb. 1 a, b. Schematisches Modell zur Erklärung des Zusammenhanges zwischen Belastung und Beanspruchung (die Symbole sind im Text erklärt)

den Voraussetzungen (Körpergröße, Gewicht, Leistungsfähigkeit der Muskulatur, Koordination der Bewegung etc.) der Einzelperson ab. Eine gegebene Belastung (z. B. das Heben eines Patienten mit einem bestimmten Gewicht) kann je nach Muskelaktivierung und individuellen Hebelarmen der Muskeln zu unterschiedlichen Beanspruchungen führen. Die Beanspruchung ist also geeignet, die mögliche Degeneration der betreffenden Struktur zu beurteilen.

Der Zusammenhang zwischen externer Belastung und interner Beanspruchung soll anhand eines einfachen (2-dimensionalen, statischen) Beispiels verdeutlicht werden. Die Abb. 1 stellt einen transversalen Schnitt durch einen menschlichen Körper (z. B. auf Höhe L 3) dar. Die Abb. 1a zeigt die Kraft F_G, mit der der Körperschwerpunkt nach unten zieht. Diese Kraft erzeugt ein resultierendes Moment M_R und eine resultierende Kraft F_R bezüglich einer gewählten Stelle (hier wurde die Mitte des Wirbelkörpers gewählt). Die Größe des Abstands der Schwerpunktskraft vom Rotationszentrum im Wirbelkörper ist mit d bezeichnet. Ein Körpergewicht von z. B. 51 kg erzeugt eine resultierende Kraft von $F_R = 500$ N. Mit dem Abstand d von 15 cm berechnet sich das resultierende Moment $M_R = 75$ Nm. Dies (F_R und M_R) sind die resultierenden externen Größen (*Belastung*). Sie sagen noch nichts über die internen Beanspruchungen physiologischer Strukturen aus. Die Abb. 1b stellt nun die internen Beanspruchungen dar: F_{M1} repräsentiert die Kraft und Zugrichtung der Abdominalmuskulatur, F_{M2} dieselben bei der Rückenmuskulatur. Ist die Abdominalmuskulatur nicht aktiv ($F_{M_1} = 0$), wird (basierend auf einer Hebelarmlänge von $d_{M_2} = 7$ cm für die Rückenmuskulatur) eine Kraft von $F_{M_2} = 1071$ N in der Rückenmuskulatur benötigt, um ein Gleichgewicht zu erzeugen. Diese Kraft zusammen mit der resultierenden Kraft liefert eine Kompressionskraft $F_K = F_R + F_{M_2} = 1571$ N im Wirbelkörper. Bei einer angenommenen Querschnittsfläche von 10 cm^2 entspricht dies einem Druck von 1,57 N/mm^2. Ist die Abdominalmuskulatur (angenommener Hebelarm $d_{M_1} = 20$ cm) ebenfalls aktiv (Kokontraktion) und erzeugt eine Kraft von $F_{M_1} = 300$ N, so erhöht sich die benötigte Kraft in der Rückenmuskulatur F_{M_2} auf 1929 N und die Kompressionskraft im Wirbelkörper auf $F_K = F_R + F_{M_2} + F_{M_1} = 2729$ N. Der Druck steigt somit auf 2,73 N/mm^2. Dieser Wert liegt damit bereits in der Nähe der Kompressionsfestigkeit eines Wirbelkörpers [54].

In dieser Arbeit sollen die bisher verwendeten Ansätze zur Bestimmung der Wirbelsäulenbelastung und die Ergebnisse einschlägiger Untersuchungen, v. a. in der Krankenpflege dargestellt werden. Anschließend werden weitere Überlegungen zur Beurteilung von Belastungen angestellt. Im Hinblick auf die Klärung von in diesem Bereich offenen Fragen wird das Design der an der TUHH geplanten Studie dargestellt.

Methoden zur direkten Abschätzung von Belastung oder Beanspruchung

Die Belastung der Wirbelsäule oder die Beanspruchungen einzelner Bestandteile derselben lassen sich experimentell durch direkte Messungen abschätzen. Solche In-vivo-Untersuchungen wurden von Bergmann, Brinkmann, Claes, Nachemson, Rohlmann, Schläpfer, Wilke u. a. durchgeführt [1, 2, 5, 6, 14, 28, 29, 38–41, 43, 45–47, 49, 50, 55, 56]. Dabei wurde entweder ein aus anderen Gründen vorhandenes Implantat (Fixateur externe bei Schläpfer, Fixateur interne bei Rohlmann) oder ein nativer Bestandteil der Wirbelsäule als Sensor für die Belastung (eine Bandscheibe bei Nachemson, die ganze Wirbelsäule bei Brinkmann und van Dieën, der intraabdominale Druck bei Creswell) verwendet. Da jeweils nur die Beanspruchung dieses Sensors gemessen wird, würde man ein Modell der ganzen Wirbelsäule benötigen, um auf die Beanspruchung anderer Strukturen schließen zu können. Dies wurde bisher nicht gemacht, weil alle anderen außer der gemessenen Teilbeanspruchung unbekannt bleiben. Die Kenntnis der Beanspruchung einer Einzelstruktur allein ist auch deshalb wenig hilfreich, weil unbekannt bleibt, ob diese Beanspruchung durch innere Kräfte oder äußere Kräfte oder ein Gemisch von beiden erzeugt wurde. Eine Korrelation der Teilbeanspruchung mit Körperstellungen oder Aktivitäten (wie von einigen Autoren durchgeführt) hat deshalb beschreibenden, nicht analytischen Wert. Ein Nachteil ist außerdem die Limitation dieser Meßverfahren auf ein sehr kleines Kollektiv und die Zufälligkeit der Messungen aufgrund anatomischer, physiologischer und konditioneller Unterschiede der Probanden.

Methoden zur Berechnung der Beanspruchung aus gemessener Belastung (Modelle)

Die andere (weit häufiger eingesetzte) Möglichkeit zur Abschätzung der Beanspruchung von Strukturen der Wirbelsäule ist die Berechnung derselben mittels mathematischer Modelle wie bereits im Beispiel vorgestellt.

Voraussetzung für die Berechnung der internen Beanspruchung ist die Kenntnis der externen Belastung. Um diese berechnen zu können, wird das mechanische Verhalten des menschlichen Körpers unter sinnvoller Vereinfachung nachgebildet. Es müssen die *Kinematik* (Bewegung) des untersuchten Systems (hier der menschliche Körper) und die daran wirkenden *externen Kräfte* (Gewichtskraft, Trägheitskraft, bewegte Gewichte) bekannt sein. Wenn z. B. die Belastung am lumbosakralen Übergang bestimmt werden soll, müssen diese Parameter entweder für alle Körpersegmente unterhalb oder oberhalb L 5/S 1 bekannt sein („Bottom-up"- oder „Top-down"-Ansatz). Beide Ansätze führen zu gleichen Ergebnissen. Typischerweise wird die Kinematik der Körpersegmente mittels Videoaufnahmen (meist nur im Labor oder in einem kleinen Bewegungsbereich) oder mittels Winkelmesser (im Feld oder am Arbeitsplatz) bestimmt. Die Kräfte werden entweder über Kraftmeßplatten am Boden oder über Sensoren zur Messung der Kräfte, welche an den Händen wirken, erfaßt.

Der zweite Schritt bei den mathematischen Modellen ist die *Berechnung der Beanspruchung* für bestimmte Strukturen der LWS (Schnittflächenmodell). Hierfür müssen sämtliche lasttragenden Strukturen und ihre Geometrie bekannt sein. Die Modelle waren am Anfang statisch, zweidimensional und repräsentierten nur eine Muskelgruppe [11]. Später wurden sie dynamisch, dreidimensional, mit bis zu 19 Segmenten (z. B. Jäger et al. [21–23, 25, 26] und 26 Muskel- und Bandstrukturen (z. B. McGill et al. [12, 13, 33, 34]). Modelle dieser Komplexität sind das Ergebnis einer Entwicklung über die vergangenen 30 Jahre. Sie repräsentieren den heutigen Stand des Wissens z. B. im Hinblick auf die Formulierung von Richtlinien für Hebetechniken. Das Problem dieses mathematischen Vorgehens ist die Unbestimmtheit der Lösung. Da mehr Muskelkräfte im System wirken als Gleichgewichtsbedingungen formuliert werden können, ist die Lösung nicht eindeutig. Eine Vielzahl von Optimierungskriterien wurde vorgeschlagen und eingesetzt, wobei keines allein eine vollständige Beschreibung erlaubte. Statt (oder zusammen mit) den Optimierungskriterien kann auch das EMG verwendet werden, um die Muskelkräfte im Modell festzulegen [12, 13]. Hier verursacht die gleichzeitige Messung aller, v. a. der tieferen Muskelschichten (z. B. des M. psoas major) erhebliche Probleme. Bei allen Schnittflächenmodellen bereitet auch die Erfassung der individuellen Knochengeometrien und spezifischen Muskelparametern wie Muskelquerschnitte und -hebelarmlängen erhebliche Mühe. Da die Bestimmung der individuellen Parameter meist nicht möglich ist, werden gemittelte Werte aus In-vitro-Untersuchungen verwendet, was die Validität der Ergebnisse der Modellberechnungen reduziert.

Tätigkeitsabhängige Belastungen und Beanspruchungen

Die Belastung der Wirbelsäule in unterschiedlichen *statischen* Positionen wurde von Nachemson et al. abgeschätzt [1, 38, 41]. Er fand aus seinen In-vivo-Messungen des Bandscheibendrucks, daß die Belastung beim Sitzen höher ist als jene beim Stehen oder Liegen. Die Ergebnisse der hochgenauen Größenmessung von Brinkmann et al. sind genau umgekehrt: Hier wird Stehen in Übereinstimmung mit den Erfahrungen des täglichen Lebens als belastender betrachtet als Sitzen [6]. Er hat auch gezeigt, daß eine Grundbelastung der Wirbelsäule innerhalb der ersten 30 min nach dem morgendlichen Aufstehen erreicht wird und daß die Verletzungsgefahr demzufolge in dieser Zeit relativ hoch ist.

Die Belastungen der Wirbelsäule bei *dynamischen* Bewegungen des Oberkörpers hängen erwartungsgemäß vom Ausmaß und der Geschwindigkeit der Bewegung und von der Position des Oberkörpers ab.

Tabelle 1. Maximales Moment und damit erzeugte Kompressionskraft an L 5/S 1 bei aufrechtem Stehen. (Aus Modellberechnungen von [24, 28])

Bewegungsrichtung	Maximales Moment an L5/S 1 [Nm]	Kompressionskraft L 5/S 1 pro 50 Nm Moment [N]
Extension	398	800
Lateralflexion	290	1400
Torsion	126	2500

Tabelle 2. Beispiele für berechnete maximale Kompressionskräfte an der LWS

Autoren	Modell	Bewegung oder Position	Kompressionskraft [N]	resultierendes Moment an L 5/S 1 [Nm]
Bartelink [4]	2 D, Simulation	Heben von 91 kg, Knie gestreckt	8896	
Morris et al. [37]	2 D, statisch	Heben von 91 kg	9212	423
Eie et al. [16]	2 D, statisch	Heben von 130 kg, Knie gebeugt		369
Groh et al. [20]	3 D, dynamisch	Heben von 25 kg, Knie gestreckt	4716	
Nachemson [38]	2 D, statisch, Werte für 70 kg Körpergewicht, (Intradiskaler Druck gemessen)	Sitzen	1420	
		Aufrechtes Stehen	990	
		Zurücklehnen	200	
		Sitzen mit 20% Flexion + 10 kg in jeder Hand	1910	
			2700	
		Stehen mit 20% Flexion + 10 kg in jeder Hand	1480	
			2150	
Chaffin [11]	2 D, statisch	Heben von 45 kg, Knie gebeugt	6000	257
Ekholm et al. [17]	2 D, dynamisch	Gewicht auf Kniehöhe (12,8 kg)	3461	160
		Heben mit gebeugten Beinen (12,8 kg)	4425	200
		Heben mit gestreckt. Beinen (12,8 kg)	4390	217
McGill u. Norman [32]	2 D, dynamisch	Heben in sagittaler Ebene	6391	276

Autoren	Modell	Bewegung oder Position	Kompressionskraft und/oder resultierendes Moment an L5/S1 [N]	[Nm]
Capozzo et al. [10]	2D, dynamisch	Kniebeuge (0,8–1,6 kg auf Schultern)	6- bis 10faches Körpergewicht	
Gagnon et al. [18]	2D, dynamisch	Drehen von Patienten	3526	
Granhed et al. [19]	2D, dynamisch	Gewichtheben (335 kg)	36500	
Jäger u. Luttmann [23]	3D, dynamisch	Heben von Gewichten (50 kg)	10000	
Jäger u. Luttmann [24]	3D, dynamisch	Heben von Steinen (10 kg)	6000	140
Leskinen et al. [27]	3D, dynamisch	Flexion-Extension Frauen:	2300	190
		Männer:	2700	259
Jäger et al. [26]	3D, dynamisch	Asymmetrisches Heben (40 kg)	20000	
De Looze et al. [15]	2D, dynamisch	Heben eines Gewichts		225
Tsuang et al. [48]	2D, dynamisch	Schnelles Heben in sagittaler Ebene	294% Körpergewicht × Körpergröße	

Dies äußert sich sowohl in den Kompressions- als auch in den Scherkräften der Bandscheibe. Die Kompression der LWS bei nicht sagittaler Bewegung ist größer als bei Flexions-Extensionsbewegungen: bei seitlicher Neigung etwa doppelt und bei Drehbewegung des Oberkörpers sogar dreimal so groß (Tabelle 1).

Die Wirkung *äußerer Lasten* auf die Belastung hängt von deren Masse, Kinematik und Distanz zum Körperschwerpunkt ab.

In der *Krankenpflege* wurde die Belastung der LWS im Zusammenhang mit Hebetechniken in 2 Studien anhand von EMG-Messungen [51] und unter Zuhilfenahme eines Modells aus 11 Segmenten untersucht [18]. Dabei zeigte sich, daß beim Heben eines Patienten vom Stuhl Kompressionskräfte von 5700–7900 N auftreten können. Der Vergleich verschiedener Arten, einen Patienten im Bett zu drehen, ergab einen Vorteil beim Einsatz eines Stecklakens, das bei hoher Bettstellung eingesetzt und nach oben gezogen werden sollte. Die berechneten Kompressionskräfte lagen bei etwa 2500 N. Eine Übersicht über berechnete maximale Kompressionskräfte in der Lendenwirbelsäule bei bestimmten Bewegungen ist in Tabelle 2 enthalten.

Die bisherigen Studien geben keine Antwort auf die Frage nach dem Spektrum der Belastungen, die während der Tätigkeit auftreten. Da quantitative Messungen der Belastung am Arbeitsplatz aufwendig und je nach Methodik auch behindernd sind, bestehen keine entsprechenden Studien. Es ist aber von Interesse, die auftretenden Belastungen nach Amplitude und Frequenz und über die gesamte Dauer eines Arbeitstages zu erfassen.

Beurteilung von Belastungen

Die z. Z. gebräuchliche Beurteilung einer möglichen Schädigung der Wirbelsäule durch extreme Belastungen erfolgt auf Grund von Maximal- oder Dosiswerten.

Bei den *Maximalwerten* werden die für die entsprechenden Gewebe in In-vitro-Studien maximal tolerierten Beanspruchungen mit den Ergebnissen von Modellrechnungen verglichen und Richtlinien erstellt. Die am häufigsten verwendeten Richtlinien sind diejenigen von NIOSH (National Institute for Occupational Safety and Health [3, 36, 52, 53]). Hier wurden 1981 Richtwerte für die biomechanisch und physiologisch maximal zulässige Belastung erstellt. Als die maximal zulässige Kompressionskraft der Bandscheibe L 5/S 1 bei wiederholten Bewegungen wurden 3400 N festgelegt. Belastungen unter diesem Wert werden als unkritisch, Belastungen darüber als deutlich verletzungssteigernd angesehen. Um unter der kritischen Grenze von 3400 N Kompressionskraft zu bleiben, wurden Lasten von nicht mehr

Tabelle 3. Zumutbare Last [kg] in Abhängigkeit von Geschlecht und Häufigkeit des Hebens und Tragens; „gelegentlich" ist als weniger als 2mal/h, „häufiger" als mehr als 2- bis 3mal/h definiert (Anlage zum Schreiben des Bundesarbeitsministers IIIb1-3708 vom 1. Oktober 1981)

Lebensalter	Gelegentlich		Häufiger	
	Frauen	Männer	Frauen	Männer
15–18 Jahre	15	35	10	20
19–45 Jahre	15	55	10	30
Älter als 45 Jahre	15	45	10	25

als 13 kg empfohlen. Es ist offensichtlich, daß diese Lasten im Arbeitstag z. B. von Pflegepersonal ständig überschritten werden. Neben NIOSH gibt es noch etliche andere Richtlinien (z. B. Tabelle 3) mit teilweise anderen Werten, die Grundidee ist jedoch die gleiche.

Bei den *Dosiswerten* wird die summative Belastung (welche sich aus Lastgewicht, Hebefrequenz und Expositionsdauer über das gesamte Arbeitsleben errechnet) berücksichtigt. Sie wird als Impuls ausgedrückt und der in der Literatur aufgeführte Grenzwert liegt bei ungefähr 10^9Ns [44]. Aus verschiedenen Überlegungen sind Dosiswerte kritisch zu beurteilen: Die Dynamik der bewegten Last hat keinen Einfluß auf die berechneten Werte, dem Trainingseffekt der Belastung wird nicht Rechnung getragen, und der falsche Gedanke der Schädlichkeit jeder Belastung wird gefördert.

Die Beurteilung der Auswirkung einer Belastung (also der Beanspruchung) ist schwierig. Individuell spezifische Unterschiede können im Extremfall dazu führen, daß hohe Belastungen keine Schädigungen nach sich ziehen oder daß geringe Belastungen ein Versagen verursachen. Absolute Dosis- oder Maximalwerte können deshalb nur als grobe Richtlinien gesehen werden. Es ist unsinnig, eine Person, die ein bestimmtes Gewicht 7mal pro Stunde hebt, als ungefährdet und eine Person, die dasselbe Gewicht 8mal pro Stunde hebt, als gefährdet zu bezeichnen. Neuere Studien [5, 39, 42] zeigen außerdem, daß neben der mechanischen Belastung andere Faktoren wie Leistungsfähigkeit der Muskulatur, psychosoziale Einflüsse, Koordination oder anthropometrische Voraussetzungen eine gewichtige Rolle spielen können.

Ein oft in diesem Zusammenhang zitiertes Phänomen ist der „healthy worker effect": Personen, die über längere Zeiträume ihres Arbeitslebens große Lasten bewegen, zeigen keine Verletzungen, auch wenn dies nach den bestehenden Richtlinien zu erwarten wäre [2, 5, 39]. Dies zeigt deutlich, daß sich die beanspruchten Gewebe der Belastung anpassen können und daß andere Faktoren als die mechanische Belastung berücksichtigt werden müssen.

Belastung wird im Zusammenhang mit der Diskussion um die Begutachtung von Anträgen auf Berufskrankheit gemäß BK 2108 meist in einem negativen Licht dargestellt: Wenn die Belastung eine gewisse Grenze überschreitet, liegen plausible Gründe für eine Befürwortung eines Antrags vor. Konsequenterweise wurden im Arbeitsalltag Hebe- und Tragehilfen eingeführt, um die Belastung zu reduzieren. Diese Diskussion könnte man jedoch auch unter umgekehrten Gesichtspunkten führen: Eine physiologische Struktur, die über Jahre hinweg konstant trainiert und belastet wurde, ist in der Lage, höhere Belastungen ohne Schädigungen zu ertragen als eine untrainierte Struktur. Es wäre zu untersuchen, welches Verletzungsrisiko vorliegt, wenn eine gewisse Last häufig und regelmäßig bewegt wird bzw. wenn dieses nur selten und unregelmäßig geschieht. Unserer Meinung nach liegt ein größeres Verletzungsrisiko vor, wenn eine Krankenschwester, die es nicht gewohnt ist, mit schweren Lasten umzugehen und einen mangelhaften Trainingszustand der Rumpfmuskulatur aufweist, einen plötzlich stürzenden Patienten halten muß, als wenn sie gut trainiert und gewohnt ist, mit größeren Lasten regelmäßig umzugehen.

Basierend auf diesen Überlegungen wird ein *Mittelwert* der Belastung vorgeschlagen, welcher zusätzlich zum Maximalwert verwendet werden sollte, und der dem Einfluß der Einwirkungszeit von Belastungen Rechnung trägt. Eine Zeitperiode mit hoher Belastung, die auf eine Periode mit niedriger Belastung folgt, hat ein höheres Verletzungsrisiko als eine graduell ansteigende oder ständig gleichbleibende Belastung. Der Mittelwert muß für sinnvolle Zeiträume bestimmt werden und mit dem Mittelwert angrenzender Zeiträume verglichen werden (z. B. für Perioden von 6 Monaten). Die Abb. 2 verdeutlicht die Anwendung dieses Verfahrens: Eine Person mit Belastungstyp A (durchgezogene Linie) hat über die gesamte Betrachtungsdauer gesehen eine höhere Gesamtbelastung als eine Person mit Belastungstyp B (gestrichelte Linie). Trotzdem ist die Verletzungswahrscheinlichkeit (Risiko) bei Belastungstyp A niedriger (Abb. 2b). Richtwerte für dieses Verfahren existieren noch nicht. Eine Voraussetzung für die Anwendung dieses Verfahrens ist die Kenntnis der Belastung am Arbeitsplatz.

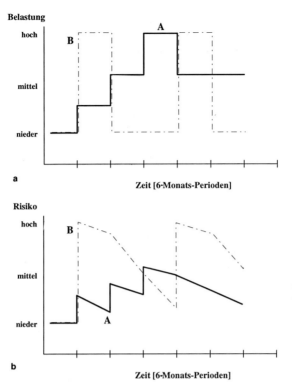

Abb. 2. Mittelwertverfahren zur Beurteilung der Auswirkungen von Belastungen; **a** Belastungstypen A und B; **b** Risiko für beide Belastungstypen

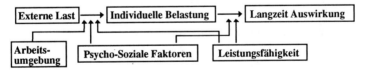

Abb. 3. Generalisiertes Modell der Zusammenhänge zwischen externer Belastung, spezifischer Belastung und Auswirkungen verschiedener Einflußgrößen. (Adaptiert von van Dieën [49])

Studiendesign der Technischen Universität Hamburg-Harburg

Um für Beschäftigte im Gesundheitsdienst einen Zusammenhang zwischen Belastung am Arbeitsplatz, individuellen Faktoren und Auftretenshäufigkeit von LWS-Beschwerden herstellen zu können, müssen (Teil A) die Belastungen am Arbeitsplatz und (Teil B) die individuellen Faktoren einer Person (z. B. die Leistungsfähigkeit der

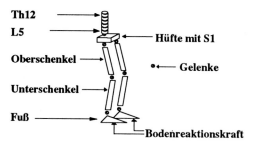

Abb. 4. Das mechanische Modell zur Berechnung der Belastung an L5/S1

Rumpfmuskulatur, psychosoziale Faktoren und Anthropometrie) bekannt sein, damit (Teil C) diese Parameter in Zusammenhang mit der Auftretenshäufigkeit von LWS-Beschwerden gesetzt werden können (Abb. 3). Eine solche Studie wird vom Arbeitsbereich Biomechanik der TU Hamburg-Harburg durchgeführt.

Bestimmung der Belastung von Krankenpflegepersonal am Arbeitsplatz (Teil A1)

Das von uns verwendete mechanische Modell zur Berechnung der Belastung von Krankenpflegepersonal ist in Abb. 4 dargestellt. Sämtliche Körpersegmente distal zum Übergang L5/S1 und die Lendenwirbelsäule werden berücksichtigt (Ansatz „bottom up"). Dies ergibt insgesamt 8 Segmente.

Diese Segmente sind mit idealisierten Gelenken verbunden. Die translatorischen Bewegungen an allen Gelenken und einige rotatorische Freiheitsgrade werden in erster Näherung vernachlässigt: Im Fuß-, Knie- und Hüftgelenk werden Flexion bzw. Extension und Abduktion bzw. Adduktion berücksichtigt. Am Übergang L5/S1 sind alle rotatorischen Bewegungen berücksichtigt.

Die Methode der inversen Dynamik wird verwendet, um die Belastung an L5/S1 in Form von resultierenden Gelenkmomenten und Gelenkkräften zu berechnen [21, 33]. Dafür müssen die Bewegungen aller 8 Segmente und die extern wirkenden Kräfte (Bodenreaktionskräfte) gemessen werden. Dies erfolgt mittels 2- und 3-dimensionaler Winkelmesser an allen 7 Gelenken und 2 Kraftmeßeinlagesohlen, welche in den Schuhen getragen werden (Abb. 5). Diese Sensoren werden am Probanden angebracht. Die Daten der 8 Winkelmesser (15 Freiheitsgrade) und der 8 EMG Elektroden werden in einem analogen Datenspeicher (24 Kanäle), welcher vom Probanden getragen wird, gespeichert. Die Daten der Kraftmeßeinlagesohlen werden

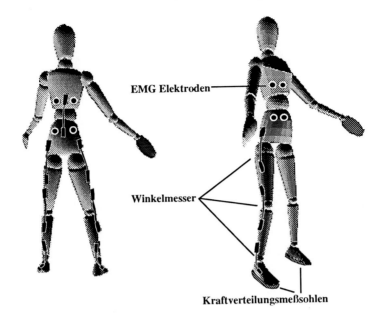

Abb. 5. Die Anordnung der Sensoren am Probanden

via Schleppkabel (10 m lang) direkt in einem Notebookcomputer gespeichert. Der schematische Aufbau des gesamten Meßsystems ist in Abb. 6 dargestellt.

Mit diesem Meßaufbau ist es möglich, sämtliche zur Berechnung der Belastung benötigten kinematischen und kinetischen Parameter über längere Zeiträume direkt am Arbeitsplatz zu messen. Diese Messungen erfolgen über einen Zeitraum von 4 h. Die Sensoren schränken die Arbeitsfähigkeit der Probanden nur minimal ein.

Berechnung der Beanspruchung physiologischer Strukturen (Teil A2)

Um Kräfte in internen Strukturen berechnen zu können, müssen die Strukturen, die Kräfte über die Schnittfläche übertragen, modelliert werden. Es ist offensichtlich, daß nicht alle anatomischen Strukturen berücksichtigt werden können. Deswegen sind im Verteilungsmodell nur 8 muskuläre Strukturen und die Bandscheibe berücksichtigt (Abb. 7). Da nur 3 Gleichungen (die 3 rotatorischen Freiheitsgrade des Gelenks zwischen L 5 und S 1) zur Verfügung stehen, um die Kräfte in den 8 Muskeln (Unbekannte) zu berechnen (unterbestimmtes System), müssen noch weitere Kriterien benutzt werden, um eine Lösung zu ermöglichen. Hierfür wird das EMG-Signal der berück-

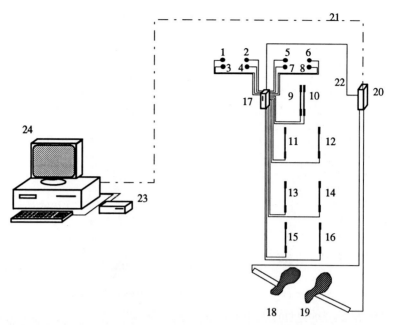

Abb. 6. Der gesamte Meßaufbau (Zeichenerklärung: *1–8* EMG-Elektroden, *9–16* Winkelmesser, *17* Datenspeicher, *18–21* Kraftmeßsystem mit Einlegesohlen und Verbindungkabel zum PC, *22* Synchronisation, *23* Speicherkartenlesegerät, *24* PC)

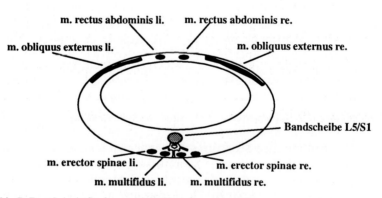

Abb. 7. Das Schnittflächenmodell (Verteilungsmodell)

sichtigten Muskeln verwendet. Zudem wird für diese Muskeln die physiologische Querschnittsfläche und die Hebelarmlänge bezüglich des Drehpunkts L 5/S 1 benötigt [31]. Diese Parameter werden aus der Literatur (Querschnittsfläche) übernommen oder aus anthropometrischen Messungen bestimmt.

Bestimmung der individuellen Parameter (Teil B)

Der Einfluß der körperlichen Verfassung, insbesondere der *Leistungsfähigkeit der Rumpfmuskulatur*, auf die Auftretenshäufigkeit von LWS-Problemen wird in der Literatur kontrovers diskutiert [42]. Es ist jedoch gesichert, daß die körperliche Verfassung ein wichtiger Faktor in der Entstehung von Lendenwirbelsäulenproblemen ist. Die Leistungsfähigkeit der Rumpfmuskulatur wird in dieser Studie mittels einer speziellen Art von Ergometer (Iso-Inertial Station Isotechnology B 200) und EMG-Messungen erfaßt. Mit der B 200 können die von der Muskulatur erzeugten Momente für einen Drehpunkt in Höhe L 3 und die zugehörigen Winkel in 3 Dimensionen gemessen werden. Die B 200 gibt die Möglichkeit, das erzeugte Moment unter isometrischen Bedingungen (ohne Bewegung) oder isoinertial bei vorgegebenem festem Widerstand (während der Bewegung) zu messen. Das EMG von 8 ausgewählten Muskelgruppen (Abb. 7) wird während der Messungen aufgenommen, um genaue Aussagen über die Muskelaktivation machen zu können.

Mit jedem Probanden werden 4 Messungen durchgeführt:

1. Eingewöhnung an die B 200 mittels eines kurzen dynamischen Tests (leichter Widerstand).
2. Maximale isometrische Kontraktion (MVC) für Inklination, Reklination, Torsion nach links, Torsion nach rechts, Seitbeugung links und Seitbeugung rechts. Bestimmung des maximal erzeugten Moments und der EMG-Amplituden.
3. Dynamischer Test mit 10 Wiederholungen, getrennt für jede der 3 Bewegungsebenen. Bestimmung der Abweichung in die Nebenbewegungsebenen und Symmetrie der Muskelaktivation (EMG).
4. Bewegung in Reklination/Inklination gegen einen Widerstand von 40% der MVC bis zur Ermüdung. Der Widerstand um die anderen 2 Rotationsachsen wird niedrig (10 Nm) eingestellt. Bestimmung der erreichten Wiederholungszahl, der Abweichung in die Nebenbewegungsebenen (Momente) und der Ermüdung der Muskulatur (Medianfrequenzverschiebung im EMG).

Mit diesen Tests ist eine aussagekräftige Erfassung der Leistungsfähigkeit der Rumpfmuskulatur sowohl hinsichtlich der Kraftentwicklung als auch der Ermüdungsfähigkeit möglich. Die Abb. 8 zeigt die Bewegungen in den Nebenbewegungsebenenen für den Ermüdungstest für einen Probanden aus den Vorversuchen. Es kann deutlich erkannt werden, daß die Abweichungen mit Ermüdung schon nach ca. 30 s zunehmen.

Die *psychosozialen Faktoren* und das Ausmaß der Rückenbeschwerden werden mittels des Freiburger Fragebogens erfaßt. Dieser

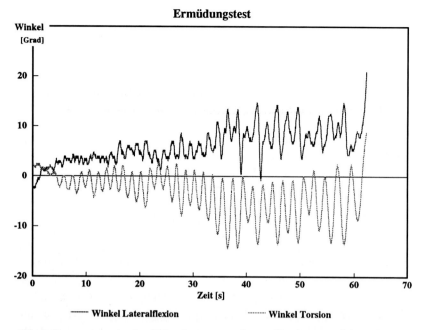

Abb. 8. Bewegungen in den Nebenbewegungsebenen für eine untrainierte Person

Fragebogen wurde von der Freiburger Forschungsstelle für Arbeits- und Sozialmedizin speziell für Krankenschwestern entwickelt und an einem großen Kollektiv validiert.

Anthropometrische Messungen der wichtigsten Körpermaße werden durchgeführt, um eine Skalierung der Muskelparameter für das Verteilungsmodell (A2) zu ermöglichen.

Eine *orthopädische Untersuchung* erlaubt den Ausschluß von Probanden, welche klar definierte Krankheitsbilder der LWS aufweisen, die die Ergebnisse dieser Studie verfälschen könnten.

Bestimmung des Zusammenhangs zwischen den gemessenen und berechneten Belastungs- und Beanspruchungswerten mit den individuellen Faktoren (Teil C)

Teil (A) des vorgestellten Studiendesigns repräsentiert einen typischen und häufig verwendeten Ansatz für biomechanische Belastungs- und Beanspruchungsanalysen. Neu dabei ist die Messung direkt am Arbeitsplatz und über längere Zeiträume, was (soweit den Autoren bekannt) bis jetzt nie in dieser Komplexität durchgeführt wurde. Meist werden derartige Analysen im Labor mit gesunden Probanden und für ausgewählte Bewegungen durchgeführt, was es schwierig macht, auf die gesamte Belastung am Arbeitsplatz zurückzuschließen.

Teil (B) des vorgestellten Studiendesigns befaßt sich mit den individuellen Faktoren und verwendet deshalb etablierte Untersuchungstechniken. Wert wurde auf die komplette Erfassung aller individuellen Faktoren gelegt, denen in der Literatur ein Einfluß auf die Häufigkeit von Rückenbeschwerden zugeschrieben wird [5, 39].

Eine Entscheidung, ob und welche Faktoren einen Einfluß auf die Häufigkeit von LWS Beschwerden haben, ist nur dann möglich, wenn ein Vergleich aller erfaßten Parameter zwischen Probanden mit und ohne Beschwerden durchgeführt wird. Hierbei ist die Wahl des Kollektivs wichtig. In dieser Studie wird ein *Kollektiv* aus 2 Gruppen von Krankenpflegepersonal untersucht: die erste Gruppe besteht aus Probanden, welche noch nie auf Grund von Rückenbeschwerden der Arbeit fern bleiben mußten; die zweite Gruppe aus Probanden, welche mindestens 2mal auf Grund von Rückenbeschwerden der Arbeit fern bleiben mußten (die aber zum Zeitpunkt der Untersuchung nicht an LWS-Beschwerden leiden). Die Schwere der LWS-Problematik wird zudem mit dem Freiburger Fragebogen und der orthopädischen Untersuchung bestimmt. Die Homogenität jeder Gruppe ist mitbestimmend für den Erfolg dieser Studie. Alle Probanden arbeiten im gleichen Tätigkeitsfeld (Schwestern auf orthopädischen Stationen) um den Einfluß von stark unterschiedlicher Schwere der Arbeit zu eliminieren.

Das Gesamtdesign dieser Studie stellt einen völlig neuen Ansatz im Gebiet der Kausalitätsbestimmung von LWS-Problemen dar. Der Vergleich zwischen Kollektiven mit und ohne LWS-Probleme ermöglicht es, die relevanten Faktoren für LWS-Probleme zu identifizieren. Gleichzeitig werden neue Kenntnisse über das Belastungsspektrum an einem Arbeitsplatz erarbeitet. Unserer Meinung nach wurde bis heute zu wenig Augenmerk auf die individuellen Voraussetzungen gelegt, welche wahrscheinlich wichtiger für das Auftreten oder Nichtauftreten von LWS-Beschwerden sind als absolute externe Belastungen. Die Ergebnisse dieser Studie sollte dazu dienen, gezielte Veränderungen am Arbeitsplatz zur Reduzierung der Häufigkeit von Rückenbeschwerden durchzuführen.

Literatur

1. Andersson G, Ortengren R, Nachemson A (1977) Intradiskal pressure, intraabdominal pressure and myoelectric back muscle activity related to posture and loading. Clin Orthop Relat Res 129:156–164
2. Andersson G, Örtengren R, Nachemson A (1976) Quantitative studies of back loads in lifting. Spine 1/3:178–185
3. Badger D (1981) NIOSH Work Practice Guide for Manual Lifting. U.S. Department of Health and Human Services, Publication No. 81-122, Cincinnati, USA
4. Bartelink D (1957) The role of abdominal pressure in relieving the pressure on the lumbar intervertebral discs. J Bone Joint Surg [Br] 39:718–725
5. Bigos S, Battie M, Spengler D, et al. (1992) A longitudinal, prospective study of industrial back injury reporting. Clin Orthop Relat Res 279:21–34
6. Brinckmann P, Althoff I, Frobin W, Sandover J, Burton K (1990) Die Bestimmung der Belastung der Wirbelsäule mit Hilfe einer Präzisionsmessung der Körpergröße, Mitteilungen aus dem Institut für experimentelle Biomechanik. Bundesanstalt für Arbeitsschutz, Dortmund
7. Brinckmann P, Biggemann M, Hilweg D (1988) Fatique fracture of human lumbar vertebrae. Clin Biomech, 3/[Suppl 1]:1–23
8. Brinckmann P, Biggemann M, Hilweg D (1989) Prediction of the compressive strength of human lumbar vertebrae. Clin Biomech 4 [Suppl 2]:1–27
9. Callaghan JP, McGill S (1994) Compressive tolerance of a porcine vertebral fracture model exposed to physiologic pressures. Proc CSB 1994, Calgary 8:76–77
10. Capozzo A, Felici F, Figura F, Gazzani F (1985) Lumbar spine loading during halfsquat exercises. Med Sci Sports Exerc 17/5:613–620
11. Chaffin (1969) A computerized biomechanical model – development of and use in studying gross body actions. J Biomechanics 2/4:429–441
12. Cholewicki J, McGill S, Norman R (1993) Solving the problem of mathematical indeterminacy in a lumbar spine model using EMG intelligent optimization. In: Bouisset S (ed) Abstracts of the XIVth International Society of Biomechanics Congress. Paris, International Society of Biomechanics, pp 266–267
13. Cholewicki J, McGill S, Norman R (1995) Comparison of muscle force and joint load from an optimization and EMG assisted lumbar spine model: towards development of a hybrid approach. J Biomech 28/3:321–332
14. Cresswell AG, Thorstensson A (1993) Intra-abdominal pressure and force during isokinetic lifting and lowering. In: Bouisset S (ed) Abstracts of the XIVth International Society of Biomechanics Congress. Paris, International Society of Biomechanics, pp 290–291
15. de Looze M, Toussaint H, van Dieen J, Kemper H (1993) Joint moments and muscular activity in the lower extremities and lower back in lifting and lowering tasks. J Biomech 26/9:1067–1076
16. Eie N, Wehn P (1962) Measurements of the intra-abdominal pressure in relation to weight bearing of the lumbosacral spine. J Oslo City Hosp 12:205–217

17. Ekholm J, Arborelius UP, Nemeth G (1982) The load on the lumbo-sacral joint and trunk muscle activity during lifting. Ergonomics 25:145–161
18. Gagnon M, Chehade A, Kemp F, Lortie M (1987) Lumbo-sacral loads and selected muscle activity while turning patients in bed. Ergonomics 30/7:1013–1032
19. Granhed H, Jonson R, Hansson T (1987) The loads on the lumbar spine during extreme weight lifting. Spine 12/2:146–149
20. Groh H, Thös F, Baumann W (1969) Die Belastung der Wirbelsäule durch die Sagittalkrümmungen und das Halten von Lasten. Verh Dtsch Ges Orthop Traumatol 55:346–354
21. Jäger M (1987) Biomechanisches Modell des Menschen zur Analyse und Beurteilung der Belastung der Wirbelsäule bei der Handhabung von Lasten. VDI Verlag, Düsseldorf (Fortschrittberichte VDI Reihe 17/33)
22. Jäger M, Luttmann A (1987) Determination of spinal stress by biomechanical model calculations and comparison with spinal mechanical strength. In: Bergmann G, Koelbel R, Rohlmann A (eds) Biomechanics: Basic and applied research. Martinius Nijhoff Publishers, Dordrecht, pp 473–478
23. Jäger M, Luttmann A (1989) Biomechanical analysis and assessment of lumbar stress during load lifting using a dynamic 19-segment human model. Ergonomics 32/1:93–112
24. Jäger M, Luttmann A (1991) Compressive strength of lumbar spine elements related to age, gender, and other influencing factors. In: Anderson P, Hobart D, Danoff J (eds) Electromyographical Kinesiology. Excerpta Medica, Amsterdam New York Oxford, pp 291–294
25. Jäger M, Luttmann A (1992) The load on the lumbar spine during asymmetrical bi-manual materials handling. Ergonomics 35/7/8:783–805
26. Jäger M, Luttmann A, Laurig W (1992) Ein computergestütztes Werkzeug zur biomechanischen Analyse der Belastung der Wirbelsäule bei Lastmanipulationen: „Der Dortmunder". Med Orth Tech 112:305–313
27. Leskinen T, Stangalhammer H, Rautanen N, Troup J (1992) Biomechanically and electromyographically assessed load on the spine in self-paced and force-paced lifting work. Ergonomics 35/7/8:881–888
28. Lindström I, Ohlund C, Eek C, Wallin L, Peterson L, Fordyce WE, Nachemson A (1992) The effect of graded activity on patients with subacute low back pain: a randomized prospective clinical study with an operant-conditioning behavioral approach. Phys Ther 72:279–290; 291–293
29. Lindström I, Öhlund C, Nachemson A (1994) Validity of Patient Reporting and Predictive value of industrial physical work demands. Spine 19:888–893
30. McGill S (1991) Kinetic potential of the lumbar trunk musculature about three orthogonal orthopaedic axes in extreme postures. Spine 16/7:809–815
31. McGill S (1992) A myoelectrically based dynamic three-dimensional model to predict loads on lumbar spine tissues during lateral bending. J Biomech 25/4:395–414
32. McGill S, Norman R (1985) Dynamically and statically determined low back moments during lifting. J Biomech 18/12:877–885
33. McGill S, Norman R (1986) Partioning of the L4–L5 dynamic moment into disc, ligamentous, and muscular components during lifting. Spine 11/7:666–678

34. McGill S, Norman R (1987) Effects of an anatomically detailed erector spinae model on L4/L5 disc compression and shear. J Biomech 20/6:591–600
35. McGill S, Norman R (1992) Low back biomechanics in industry: The prevention of injury through safer lifting. In: Grabiner M (ed) Current issues in biomechanics. Human Kinetics Publishers. Champaign, Illinois, USA, pp 69–120
36. Moffroid M, Haugh L, Henry S, Short B (1994) Distinguishable groups of musculoskeletal low back pain patients and asymptomatic control subjects based on physical measures of NIOSH low back atlas. Spine 19:1350–1358
37. Morris J, Benner G, Lucas D (1962) An electromyographic study of the intrinsic muscles of the back in man. J Anat (London) 96:509–520
38. Nachemson A (1966) The load on lumbar disks in different positions of the body. Clin Orthop Relat Res 45:107–122
39. Nachemson A (1992) Newest knowledge of low back pain. Clin Orthop Relat Res 279:8–20
40. Nachemson A, Andersson G, Schultz A (1986) Valsalva maneuver biomechanics: Effects on lumbar trunk loads of elevated intraabdominal pressures. Spine 11/5:476–479
41. Nachemson A, Morris J (1964) In vivo measurements of intradiscal pressure. J Bone Joint Surg [Am] 46/5:1077–1092
42. Newton M, Waddell G (1993) Trunk strength testing with iso-machines, Part I: Review of a decade of scientific evidence. Spine 18:801–811
43. Örtengren R, Andersson G, Nachemson A (1981) Studies of relationships between lumbar disk pressure, myoelectric back muscle activity, and intraabdominal (intragastric) pressure. Spine 6/1:98–103
44. Pangert R, Hartmann H (1994) Kritische Dosis für die berufliche Belastung der Lendenwirbelsäule als gutachtliche Entscheidungshilfe. Zentralbl Arbeitsmed 44:124–130
45. Rohlmann A, Bergmann G, Graichen F (1993) In-vitro measurements of the loads in an instrumented spinal fixation device. In: Bouisset S (ed) Abstracts of the XIVth International Society of Biomechanics Congress. Paris, International Society of Biomechanics, pp 1136–1137
46. Schläpfer F, Lüthi U, Magerl F, Schneider E (1989) In vivo load analysis using an instrumented spinal external fixation device. Transactions of the 35th Annual Meeting Orthopaedic Research Society 14:69
47. Schultz A, Andersson G, Oertengren R, Haderspeck K, Nachemson A (1982) Loads on the lumbar spine. J Bone Joint Surg [Am] 64/5:713–720
48. Tsuang Y, Schipplein O, Trafimow J, Andersson G (1992) Influence of body segment dynamics on loads at the lumbar spine during lifting. Ergonomics 35/4:437–444
49. van Dieen J (1993) Functional load of the low back. Proefschrift Vrije Universiteit te Amsterdam, CIP Gegevens Koninklijke Bibliothek, Den Haag, The Netherlands
50. van Dieen J, Toussaint H (1993) Spinal shrinkage as a parameter of functional load. Spine 18/11:1504–1514
51. van Ruiven A, Hof A, Schroeer H (1993) A comparison of five patient lifting techniques by EMG of the erector spinae muscles. In: Bouisset S (ed) Abstracts of the XIVth International Society of Biomechanics Congress. Paris, International Society of Biomechanics, pp 1392–1393

52. Waters T, Putz-Anderson V, Garg A, Fine L (1993) Revised NIOSH equation for the design and evaluation of manual lifting tasks. Ergonomics 36/7:749–776
53. Weames GG, Stothart P, Robertson DGE (1994) Comparison of the 1991 NIOSH lifting equation and M. erector spinae EMG. Proc CSB, Calgary 8:152–153
54. White III A, Panjabi M (1990) Clinical biomechanics of the spine. Lippincott, Philadelphia
55. Wilke H, Fischer K, Jeanneret B, Claes L, Magerl F (1994) Three-dimensional sacroiliac motion: an intra-operative in vivo study. In: Blankevoort L, Kooloos J (eds) Transactions of the 2nd World Congress of Biomechanics. University of Nijmegen, Amsterdam
56. Wilke H, Fischer K, Jeanneret B, Claes L, Magerl F (1994) In vivo measurements of the three-dimensional motion on lumbar spine segments. In: Blankevoort L, Kooloos J (eds) Transactions of the 2nd World Congress of Biomechanics. University of Nijmegen, Amsterdam, p 156

Natürlicher Verlauf der Bandscheibendegeneration und ihre Auswirkung auf die LWS: Gibt es einen Unterschied bei der bandscheibenbedingten Erkrankung der Wirbelsäule ohne und mit beruflicher Exposition?

Ch. Schreiner und J. Krämer

Degenerative Veränderungen der Bandscheiben sind weniger als eine Erkrankung, sondern als eine altersentsprechende Veränderung des Körpers zu werten.

Insofern ist die terminologische Abgrenzung der exakten wissenschaftlichen Beschreibung degenerativer Veränderungen der Wirbelsäule und der exakten Formulierung bestimmter Krankheitsbilder schwierig.

Da selbst in der praktizierenden Ärzteschaft eine terminologische Verunsicherung der Beschreibung degenerativer Wirbelsäulenveränderungen besteht und fast jeder unter dem einen Terminus etwas anderes versteht als der nächste, hat der Gesetzgeber, beraten durch seine Fachvertreter, statt der üblichen exakten wissenschaftlichen Terminologie den Begriff *bandscheibenbedingte Erkrankungen*, die durch bestimmte berufsbedingte Faktoren, wie z. B. Heben schwerer Lasten unter Torsionsbedingungen ausgelöst werden, gewählt.

Während in der Bundesrepublik bandscheibenbedingte Erkrankungen keine Berufskrankheit waren, gab es in der ehemaligen DDR die „BK 70 Verschleißkrankheiten der Wirbelsäule durch langjährige mechanische Überbelastungen". Ursächlich waren epidemiologische Studien, die eine höhere Prävalenz von Wirbelsäulenbeschwerden in belasteten Berufen ergaben, wobei diese Ergebnisse den Trend in der Literatur wiedergeben.

Es wurde eine Liste gefährdeter Berufsgruppen für beide Geschlechter erstellt. Bei den Männern liegt die Häufung bandscheibenbedingter Veränderungen in den körperlich schwerbelasteten Berufen, bei den Frauen in Tätigkeiten mit Haltungskonstanz, wie z. B. der Bürotätigkeit.

Die Häufigkeit bandscheibenbediger Erkrankungen läßt auf eine Minderanpassung des Menschen an eine seiner Umweltvariablen denken. Diese glaubt man in dem aufrechten Gang des Menschen gefunden zu haben, da auch bei Menschenaffen bandscheibenbedingte Veränderungen auftreten und in tierexperimentellen Arbeiten, in denen den Versuchstieren ein aufrechter Gang aufgezwungen wurde, solche Veränderungen induzierbar waren.

Während im Säuglingsalter ein reger Stoffaustausch über Gefäße der Bandscheibe erfolgt, so ändert sich diese Situation grundlegend mit dem Erlernen des aufrechten Gangs. Der Belastungsdruck von Oberkörpergewicht und Muskeltonus überträgt sich im gallertig homogenen Bandscheibengewebe direkt auf die Blutgefäßwand.

Da der hydrostatische größer als der Venen- und Arteriolendruck ist, werden diese anfangs komprimiert, veröden später, wodurch die Blutversorgung der Bandscheibe versiegt.

Dadurch wird der Stoffaustausch der Fibroblasten und Knorpelzellen deutlich verschlechtert. Die Versorgung erfolgt anschließend über lange Gewebestrecken mit Transportmechanismen, die einer normalen Vaskularisation deutlich unterlegen sind.

Die in der Säuglingsperiode auf Durchblutung, Entlastung und Bewegung eingestellte Bandscheibe wird durch den aufrechten Gang weiteren ungünstigen biomechanischen Bedingungen ausgesetzt. *Mangelnde Anpassungsfähigkeit* der Bandscheibenzellen führt zu einem bereits in der frühen Kindheit angelegten minderwertigen Binde- und Stützgewebe, das frühzeitig verschleißt.

Es verwundert nicht, daß auf diesem Hintergrund Verschleißerscheinungen bereits in der Kindheit histologisch gesichert werden können. Dieser Prozeß setzt bei manchen Personen so frühzeitig ein, daß bereits im Kindes- und Jugendalter Bandscheibenvorfälle operiert werden.

Die passiven und aktiven Transportmechanismen an der Bandscheibengrenze sind nicht in der Lage, die Versorgung über Jahre zu gewährleisten und so die *frühzeitige Alterung des bradytrophen Gewebes* zu verhindern.

Die Versorgung der Bandscheibe erfolgt durch Prozesse, die durch Änderung des intradiskalen Turgors bei einem Wechsel von Be- und Entlastung gefördert werden. Alle Tätigkeiten, die mit einer Haltungskonstanz, womöglich in ungünstiger Position, einhergehen, sind bandscheibenschädigend.

Neben vertikaler Wirbelsäuleneinstellung und Haltungskonstanz spielen auch endogene Faktoren eine Rolle. Zu berückschtigen in der Bewertung eines degenerativen Geschehens sind vorbestehende Krankheitsanlagen (Tabelle 1), die als *prädiskotische Deformitäten* zusammengefaßt werden.

Der degenerative Prozeß beginnt in der Knorpelstruktur. Dieser Vorgang wird als *Diskose* bezeichnet. Die unzureichend versorgten Fibroblasten bilden bereits nachweisbar in den ersten Lebensjahren Fasern und Grundsubstanz unzulänglicher Qualität (Tabelle 2).

Durch die erhebliche Druckbelastung der Bandscheiben treten Dehiszenzen im Sinne von konzentrischen Spalten und Fissuren auf. Im Gallertkern bildet sich ein Höhlensystem, das Fissuren im Anulus

Tabelle 1. Prädiskotische Deformitäten

HWS	BWS/LWS
Muskulärer Schiefhals	Pathologische Lordose
Narbenzug	(Hängebauch, schlechte Haltung)
Oberarmamputation	Morbus Scheuermann
Blockwirbel	Beinlängendifferenz
In Fehlstelung verheilte	Spondylolyse (-listhese)
Wirbelfrakturen und -entzündungen	Asymmetrische Übergangswirbel
Plexusparese	Oberschenkelamputation
Trapeziusparese	Hypersegmentierte LWS
	In Fehlstellung verheilte
	Wirbelfrakturen und -entzündungen

Tabelle 2. Stadien der Bandscheibendegeneration

Stadium	Alter [Jahre]	Pathologische Anatomie	Klinische Symptome	
			HWS	LWS
1	10–20	Intradiskale Massenverschiebung	Tortikollis	Hüft-Lenden-
2	30	Protusio	Akutes lokales Zervikalsyndrom	Akute Lumbago
3	40	Prolaps	Akutes Wurzelreizsyndrom	Ischialgie
4	50–60	Sinterung	Chronisches Zervikalsyndrom	Chronisches Lumbalsyndrom
5	70–80	Knöcherne Reaktionen Fibröse Ankylose	Chronisches Wurzelreizsyndrom	Spinalkanalstenose

fibrosus erreicht. Es kommt zu Gasansammlungen, die man in den Röntgenübersichtsaufnahmen sehen kann und deren Darstellung als Vakuumphänomen bezeichnet wird. Das Bandscheibengewebe verfärbt sich gelb-bräunlich. Die Gesamtheit dieser Vorgänge wurde von Schmorl [3] als *Chondrosis intervertebralis* bezeichnet. Tatsächlich sind alle Anteile der Bandscheibe betroffen, so daß eher der Begriff *Diskose* zutreffend ist.

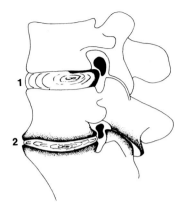

Abb. 1. Bedrängungsmöglichkeiten lumbaler Nervenwurzeln im Foramen intervertebrale durch die begrenzenden Strukturen (*1* Bandscheibe, *2* Höhenminderung des Zwischenwirbelabschnitts. Verschiebung der Wirbel gegeneinander in dorsoventraler Richtung. Osteophyten und Positionsänderung der Wirbelgelenkfacetten)

Im Röntgenbild ist, wenn nicht ein Vakuumphänomen zu sehen sein sollte, allenfalls eine Verschmälerung des Zwischenwirbelraums zu erkennen. Die Bandscheibe sinkt zusammen, wodurch die Wirbelgelenke vermehrt belastet und die Foramina intervertebralis eingeengt werden. Vom Knochen des anliegenden Wirbelkörpers gehen reparative Vorgänge aus.

Die *Osteochondrose* setzt ein. Der subchondrale Knochen verdichtet sich, zuweilen treten Geröllzysten auf.

Die Höhenminderung der Bandscheiben (Abb. 1) führt zu einer *Lockerung des Zwischenwirbelabschnitts.* Vor allem im Bereich des vorderen Längsbandes, das die Bandscheiben frei überspringt, setzt dieser Prozeß ein. Es entstehen knöcherne Abstützreaktionen, die *spondylotische Randwülste* genannt werden. Der Vorgang wird als *Spondylose* bezeichnet. Darartige Randwülste entwickeln sich nur am vorderen und seitlichen Rand der Wirbelsäule.

Im Bandscheibenraum kommt es zu Massenverschiebungen, die durch radiäre Fissuren im Anulus begünstigt werden. Bei hohem Druck kann der Anulus eröffnet werden und es treten Bandscheibenanteile aus (häufig Nucleus-pulposus- und Faserringbestandteile). Da sich dieser Vorgang in der Regel kurzzeitig ereignet, treten derartige Verlagerungen häufig als radikuläres Lumbalsyndrom in Erscheinung. Bei einem weiten Spinalkanal kann es jedoch vorkommen, daß Bandscheibengewebe zum Spinalkanal hin verlagert wird, jedoch durch ausreichenden Reserveraum keine Irritation der Nervenwur-

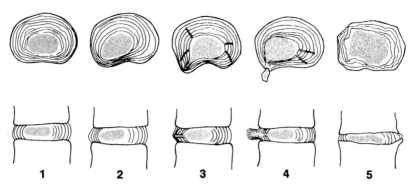

Abb. 2. Stadien der Bandscheibendegeneration (*1–5* s. Tabelle 2)

zeln eintritt. Trotz nachweisbarem Bandscheibenvorfall treten durch fehlende Nervenwurzelirritation keine Schmerzen auf.

Morphologisch werden die *Protrusio,* die eine Verlagerung des Bandscheibengewebes ohne Eröffnung des Anulus fibrosus darstellt, der *subligamentäre Sequester,* bei dem das ausgetretene Bandscheibengewebe vom dorsalen Längsband bedeckt bleibt und der *freie Sequester* unterschieden. Das ausgetretene Bandscheibengewebe kann sich im Spinalkanal oberhalb (supradiskal), in Höhe der Bandscheibe (diskal) und unterhalb der Bandscheibe (infradiskal) darstellen.

Bei weiterem Fortschreiten des degenerativen Prozesses (Abb. 2) erfolgen Einrisse der Knorpelendplatten der Bandscheiben, die zu Einblutungen in den Bandscheibenraum mit folgender Narbenbildung führen. Die narbige Abstützung ermöglicht ein Einsprießen von Kapillaren, über die Fibrzyten angeschwemmt werden. Die einsetzende Bindegewebebildung führt zur fibrösen, zuweilen knöchernen Versteifung (*Ankylose*) mit Inaktivierung des Bewegungssegments. Die beschwerdeauslösenden pathologischen Mikrobewegungen in dem jeweiligen Bewegungssegment verschwinden, es tritt die „wohltuende Teilversteifung" ein.

Während sich der oben geschilderte Verlauf der degenerativen Prozesse häufig über Jahre, wenn nicht Jahrzehnte erstreckt und vielfach ohne Beschwerdeauslösung einhergeht, so führen rasch entstehende Risse, Zermürbungen und Gewebeverschiebungen häufig zu Beschwerden. Während Krankheitsbilder, die durch Verlagerungen des Bandscheibengewebes verursacht werden, klinisch als radikuläre Lumbalgie in Erscheinung treten, so führen die Veränderungen im Bandscheibenraum sekundär zu Veränderungen der *Wirbelgelenke.* Diese Gelenke, die auch als *Fazetten- oder kleine Wirbelgelenke* bezeichnet werden, unterliegen ebenfalls dem degenerativen Geschehen. Während die Fazettengelenke physiologischerseits bei axialer Belastung in einer Mittelstellung stehen, kommt es im Rahmen der Bandscheibenhöhenminderung an der LWS zu einem teleskopartigen Verschieben der Gelenkflächen in kraniokaudaler Richtung. Dadurch wird der intraartikuläre Druck der Wirbelgelenke erhöht. Längere Entlastung des Bandscheibenraums führt durch vermehrte Flüssigkeitsaufnahme des Bandscheibengewebes zu einer Überdehnung der Gelenkkapsel.

Schmerzrezeptoren in der Gelenkkapsel werden gereizt. Es treten Schmerzen ein, die klinisch als *lokales Lumbalsyndrom* oder auch als *pseudoradikuläres Lumbalsyndrom* hervortreten. Bei dem lokalen Lumbalsyndrom verspürt der Patient die Schmerzen nur bezogen auf den unteren Rücken, bei einem pseudoradikulären Lumbalsyndrom wird der Schmerz durch eine spinale Fehlleitung der eingehenden Reizinformation von peripher her kommend empfunden, ohne daß eine klare radikuläre Zuordnung anamnestisch und klinisch möglich wäre.

Bandscheibe und Wirbelgelenke sind eine biomechanische Einheit, und so ist der Ausgangspunkt für eine Überbeanspruchung der Wirbelgelenke primär in einer Veränderung der Bandscheibe zu suchen. Hält die Überbelastung der Wirbelgelenke längere Zeit an, so entwickelt sich eine *Spondylarthrose.*

Unter stärkere Belastung geraten die Wirbelgelenke der LWS bei Rotationsbewegungen und starken axialen Belastungen z. B. Heben schwerer Lasten.

Radiologisch stellt sich die Spondylarthrose in den *Schrägaufnahme der LWS* von links und rechts, im *CT* oder auch im *Kernspintomogramm* dar. Neben dem *Teleskophänomen,* das bei der Spondylarthrose aus einer veränderten Grundstellung erfolgt und bis zu Subluxationsphänomenen des Gelenks gehen kann, sieht man im Rahmen des arthrotischen Geschehens *subchondrale Sklerosierungen, Randwulstbildungen und das Vakuumphänomen.*

Während derartige degenerative Veränderungen sich bei den meisten Menschen abspielen, sind wir aufgerufen, mögliche, durch jahrelange berufsbedingte Überbelastung aufgetretene Veränderungen von genuinen abzugrenzen. Die reine Deskription des degenerativen Geschehens ist dagegen ungleich leichter.

Der degenerative Prozeß der Bandscheiben an sich hat keinen Krankheitswert. Wie kann die altersgemäße Degeneration von einem durch eine lang anhaltende berufliche Überbelastung hervorgerufenen Verschleiß abgegrenzt werden. Das Standardröntgenbild und die weiteren bildgebenden Verfahren haben für diese Fragestellung a priori eine eingegrenzte Aussagefähigkeit. Es fehlen bisher valide untersuchungsunabhängige Beurteilungen der bildgebenden Verfah-

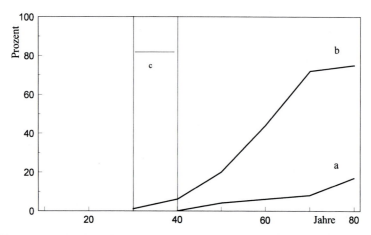

Abb. 3. Der zeitliche Verlauf der Spondylarthrose (*a* Spondylarthrose) hinkt den radiologischen Veränderungen in den LWS Aufnahmen in 2 Ebenen (*b* allgemeine Veränderungen) um etwa 10 Jahre hinterher (Strecke *c*)

ren. Die Bewertung von Veränderungen der üblichen Röntgenbilder ist dadurch erschwert, daß die Abbildung der Wirbelsäule erheblich von der Einstelltechnik bei der Anfertigung abhängig ist. Häufig erfolgt die Lagerung des Patienten und Einstellung der Röntgenröhre allenfalls als grobe Näherung an die in den Röntgenhandbüchern wiedergegebenen Durchführungsvorschriften.

Dadurch ergeben sich Fehlerquellen, die eine quantifizierende Vergleichbarkeit einzelner Röntgenbilder kaum erlauben.

Nur die Ergebnisse einer Erhebung von Standardwerten in einer Übersicht großer Röntgenbildkollektive und der Definition von Standardabweichungen meßbarer Parameter für die röntgenologische Beurteilung der Wirbelsäule (Bandscheibenhöhe, Wirbelkörper, Quantifizierung einer Osteochondrose, Spondylose oder Spondylarthrose) sollte Eingang in die Gutachtenpraxis finden (Abb. 3). Zur Zeit stehen uns derartige Parameter nicht zur Verfügung. Erste Hinweise, daß eine solche Bewertung von Röntgenbildern möglich ist, wurden vorgetragen. Einen potentiell sinnvollen Weg, eine berufsbedingte Wirbelsäulenveränderung von einer anlagebedingten abzugrenzen, stellen die *Schrägaufnahmen der LWS* in 2 Ebenen dar.

Nach Günz [1] sind röntgenologische Veränderungen der Wirbelgelenke vor dem dreißigsten Lebensjahr selten. Hingegen sind radiologisch sichtbare Veränderungen im übrigen Bewegungssegment früher zu sehen. Es tut sich ein potentielles diagnostisches Fenster auf, um mit Hilfe der radiologischen Darstellung der Wirbelgelenke eine mögliche berufsbedingte bandscheibenbedingte Veränderung der

LWS von einer genuinen abzugrenzen. Röntgenologisch nachweisbare Veränderungen der Wirbelgelenke vor dem 30. Lebensjahr weisen auf eine mögliche Berufsbedingung hin.

Eine BK ist im engen Sinne eine Erkrankung, die der Gesetzgeber in die BK-Liste aufnimmt.

Ein zuverlässiges Instrument im Rahmen klinisch meßbarer Parameter, um die Berufsbedingung einer Wirbelsäulenerkrankung zu erkennen, haben wir bis jetzt nicht.

Nur die Trias aus geeigneter langjähriger beruflicher Belastung, eines adäquaten klinisch radiologischen Befunds und des Zwangs zur Aufgabe der Tätigkeit kann z. Z. zur Einschätzung einer degenerativen Wirbelsäulenveränderung als BK führen.

Die in Arbeit befindlichen Studien über eine vergleichende quantifizierende Einschätzung von degenerativen Wirbelsäulenveränderungen in bildgebenden Verfahren müssen nach ihrer Fertigstellung in der wissenschaftlichen Diskussion Bestand erweisen. Möglicherweise verfügen wir dann bei der Beurteilung bandscheibenbedingter Erkrankungen der LWS über valide Parameter in der Bewertung der bildgebenden Verfahren.

Literatur

1. Güntz E (1958) Nichtentzündliche Wirbelsäulenerkrankungen. In: Hohmann G, Hackenbroch M, Lindemann K (Hrsg) Handbuch der Orthopädie, Bd II. Thieme, Stuttgart, S 889
2. Krämer J (1994) Bandscheibenbedingte Erkrankungen, 3. Aufl. Thieme, Stuttgart
3. Schmorl G (1932) Zur pathologischen Anatomie der Lendenbandscheiben. Klin Wochenschr 2:1369

Die Belastungsschäden der LWS im Sport

M. Kunz

Einleitung

„Sport und Turnen sind hervorrangende Faktoren in der Gesundheitsvorsorge – auch für die Wirbelsäule".

Dieser Satz von Junghanns [3] kennzeichnet durchaus die Bedeutung des Sports für die Entwicklung und den gesunden Erhalt einer normalen Wirbelsäulenfunktion.

Wirbelsäulenschäden finden sich bereits bei etwa der Hälfte aller Jugendlichen im schulpflichtigen Alter. Somit spielt eine vernünftige haltungsfördernde Sportausübung eine nicht zu unterschätzende Rolle der Prophylaxe von Wirbelsäulenschäden.

Junghanns hat dies ebenfalls sehr drastisch ausgedrückt mit den Worten „Killer der Wirbelsäule sind Bewegungsmangel und Vibrationen".

So förderlich einerseits eine vernünftige sportliche Betätigung in entsprechend auszuwählenden Sportarten für die gesunde Entwicklung der Wirbelsäule ist, so schädigend können andererseits bestimmte Sportarten, sportartspezifische Bewegungsabläufe und Dauerbelastungen beim Sport für die Wirbelsäule sein.

Dies trifft insbesondere für den Leistungs- und Hochleistungssportbereich zu, in dem in vielen Sportarten die Wirbelsäule vollkommen unphysiologisch überbelastet wird und hat bei dem im Hochleistungssport üblichen sehr frühen Beginn des Leistungstrainings nicht unerhebliche Auswirkungen auf die sich entwickelnde Wirbelsäule. Aber auch erst im höheren Alter begonnene Sportarten können sich schädigend auf die Wirbelsäule und ihre Strukturen (Bewegungssegment nach Junghanns) auswirken. Häufig beginnen noch 50- bis 60jährige mit einer neuen, bisher nicht ausgeübten Sportart (Tennis, Squash, Golf) mit entsprechenden Auswirkungen auf das Organ Wirbelsäule bei Fehlbelastung.

Ursache des sportbedingten Wirbelsäulenschadens

Typische sportartspezifische Bewegungsabläufe können zu Fehl- und Überlastungen der Wirbelsäule und damit zum manifesten Wirbelsäulenschaden führen. Insbesondere technische Sportdisziplinen sind durch ihre ganz speziellen Bewegungsmuster (Speerwerfen, Diskuswerfen) gekennzeichnet. Diese Bewegungsmuster werden in unzähligen Trainingseinheiten einstudiert und perfektioniert. Sie entsprechen jedoch nicht in allen Fällen einer physiologischen Belastung der Wirbelsäule hinsichtlich des Bewegungsablaufs. So kommt es bei vielen Sportarten zu extremen Bewegungsvorgängen. Als pathogenetisch besonders belastend sind aufzuführen:

1. *Extreme Torsionen* im Bereich der HWS und LWS. Besonders erwähnenswert sind die Verdrehungen der Wirbelsäule beim Speerwerfen, Sportschießen und Tischtennisspielen [1]. Hier werden insbesondere die Interartikularportionen des Bewegungssegments belastet.
2. *Forsierte Hyperlordosierungen.* Besonders im Turnen wird die Hyperlordosierung der LWS trainiert und gefördert (Mädchenturnen). Auch bei Kunst- und Trampolinspringern wird die Lendenlordose als stylistisches Element trainiert und gefördert. Diese Hyperlordosierungen führen wiederum zu besonderen Belastungen im Bandscheibenbereich und den kleinen Wirbelgelenken. Eine spezielle Gruppe von Artisten, die sog. Kontorsionisten, könnten ohne maximalste Lendenlordose ihre Extrembewegungen des Körpers nicht ausführen.
3. *Kyphotische Fehlhaltungen,* wie sie bei Rudern und beim Golf auftreten können, spielen durchaus eine Rolle im Zusammenhang mit Bandscheibenvorfällen dieser Sportausübenden.
4. *Rezidivierende Stauchungen,* wie sie bei Fallschirmspringern, Skispringern und Turner auftreten, führen zu Mikrotraumatisierungen im Bereich der Bandscheiben, der Wirbelkörperdeckplatten und der kleinen Wirbelgelenke und zu entsprechenden pathologischen Veränderungen.

Besonders belastend für die Wirbelsäule sind Kombinationen dieser aufgeführten Bewegungsarten wie etwa die gleichzeitige Torsion mit Hyperlordose bei Kunstspringern und Speerwerfern.

Als weitere wichtige Faktoren der Pathogenese von Wirbelsäulenschäden spielen die Größe der Spitzenbelastung und die ständige Wiederholung eine große Rolle. So muß man sich vergegenwärtigen, daß etwa Turmspringer pro Jahr 16000–35000 Sprünge ausführen. Kunstturner pro Jahr 800–1000 h trainieren. Trampolinspringer führen 40000–50000 Sprünge pro Jahr aus und Speerwerfer 6000 Würfe im Jahr [2, 5].

Spitzenbelastungen im Bereich der WS können etwa bei Gewichthebern das 10fache des Körpergewichts allein in einem Bewegungssegment erreichen.

Dabei ist zu bedenken, daß Gewichtsheber durchaus 10000 Kp pro Trainingseinheit heben.

Wirbelsäulenfreundliche Sportarten

Bei richtiger Ausübung sind die meisten Sportarten zumindestens im Freizeitsportbereich zunächst nicht wirbelsäulenbelastend. Dies gilt sogar bis zum Gewichtheben hin, wenn eine perfekte Technik angewandt wird.

Bei besonders wirbelsäulenbelastenden Sportarten ist jedoch diese Technik häufig nicht immer gegeben und das Einüben derselben führt zu vielen Traumatisierungen des Bewegungssegments.

Unabhängig davon sind insbesondere Radfahren, Laufen (Jogging), Gymnastik und Reiten als wirbelsäulenfreundliche Sportarten einzustufen. Auch Schwimmen (technisch korrekt!) ist als wirbelsäulenfreundlich anzusehen. Ausgenommen hiervon ist das Delphinschwimmen. Rückenschwimmen ist zu bevorzugen.

Wirbelsäulenbelastende Sportarten

Eine ganze Reihe von Sportarten ist bei häufiger und leistungsmäßiger Ausübung als wirbelsäulenbelastend anzusehen.

- Basketball
- Turnen
- Delphinschwimmen
- Eis- bzw. Rollkunstlauf
- Reiten
- Speerwurf
- Rudern
- Ringen
- Trampolin
- Turmspringen
- Wettkampfgymnastik
- Gewichtheben
- Golf

Diese Sportarten verbinden die belastenden Elemente des extremen Bewegungsmusters (Torsion, Lordose, Kyphose) mit Maximalbelastungen oder ständigen Wiederholungen. Neben Sportarten mit speziellen Techniken (Speerwurf, Delphinschwimmen), sind dies Sprungsportarten (Trampolin-/Turmspringen, Turnen, Basketball), aber auch Sportarten, die eine spezifische Extremhaltung (Wettkampfgymnastik) oder ungewollte Fehlhaltung (Ruderkyphose), fördern.

Bei der Ausübung dieser Sportarten ist ganz besonders auf eine exakte Technik zu achten, die Zahl der Trainingswiederholungen in einem entsprechenden Maß zu halten.

Spezifische pathologische Wirbelsäulenbefunde

Bereits in der Normalbevölkerung sind Wirbelsäulenschäden wie Junghanns festgestellt hat, weit verbreitet. Hierzu gehören zu etwa 20% Haltungsfehler. Aber auch typische Wirbelsäulenorganerkrankungen sind im Bevölkerungsdurchschnitt nicht selten, da röntgenologisch etwa bei 20–30% aller Menschen ein Morbus-Scheuermann nachgewiesen wird.

Klinisch fallen jedoch nur 1–5% der Menschen mit entsprechenden Beschwerden auf.

Eine Spondylolyse ist bei großen Röntgenreihenuntersuchungen in 5–6% aller Untersuchten zu finden.

Zusätzliches Wirbelgleiten im Sinne einer Spondylolisthese findet sich bei 2–3% aller Menschen [7]. Auch diese Erkrankungen müssen in einem Großteil [7] der Fälle nicht zu klinischen Beschwerden bei Normalbelastung führen.

Erst Extrembelastungen wie etwa beim Sport lösen die Beschwerden aus und führen ggf. zu einem Fortschreiten der Erkrankung (Tabelle 1).

Als sportbedingte Wirbelsäulenschäden könnten in erster Linie genannt werden:

Tabelle 1. Pathologischer Wirbelsäulenbefund (Normalbevölkerung)

Diagnose	Häufigkeit [%]
Haltungsfehler	20
M. Scheuermann (klinisch)	1–5
M. Scheuermann (Röntgen)	20–30
Spondylolyse	5–6
Spondylolisthese	2–3

Tabelle 2. Wirbelsäulenbeschwerden im Sport (Anteil in einzelnen Sportarten)

Sportart	Häufigkeit [%] (Steinbrück 1987 [8])
Speerwurf	42,1
Gewichtheben	39,0
Schwimmen	31,6
Rudern	30,0
Trampolin	22,5
Sportstudenten	21,6
Reiten	17,8
Gymnastik	13,2

Die juvenile Osteochondrose, Spondylolysen und Spondylolysthesen, Osteochondrosen und Bandscheibenschäden sowie Arthrosen der kleinen Wirbelgelenke.

Steinbrück [8] fand 1987 bei über 15000 Verletzungen in 4,7% der Fälle die Wirbelsäule betroffen. Allgemein stellten dabei Sportstudenten 21,6% der Patienten.

Reit- und Gynmastikschäden machten einen geringeren Prozentsatz aus, hingegen fanden sich belastende Sportarten wie Speerwurf, Gewichtheben und Rudern in einem viel höheren Prozentsatz (Tabelle 2).

Die meisten Untersuchungen über pathologische Wirbelsäulenbefunde existieren im Hochleistungssport bei Turnern [2, 4, 6]. Nach diesen Untersuchungen ist bei Kunstturnern ein Morbus-Scheuermann röntgenologisch in 32–37% nachgewiesen. Eine Spondylolisthese ist insbesondere bei Kunstturnerinnen etwa 5mal so häufig (12,5%) wie in der Normalbevölkerung. Spondylolysen treten bei Kunstturnerinnen etwa 5- bis 6mal so häufig auf (37,5%) wie in der Normalbevölkerung.

Auch kommt es beim Turnen zu mikrotraumatischen Deckplatteneinbrüchen sowie Arthrosen der kleinen Wirbelgelenke.

Pollähne fand bei 49 Hochleistungsturner nur in 18,4% einen Normalbefund [6] und Kohnermann bei 24 Kunstturnerinnen in 25% einen Normalbefund [4]. Dies ist ein klarer Beweis für die Belastung der Wirbelsäule im Turnen.

Ein Vergleich mit 41 Schwimmern der Höchstleistungsklasse (Weltmeister, Olympiasieger) zeigt hier in 48,7% einen Wirbelsäulennormalbefund [6]. Die Spondylolistheserate ist im Vergleich zur Normalbevölkerung nicht erhöht, auffällig ist eine Skolioserate von über 40%.

Bandscheibenschäden

Gesicherte Untersuchungen über den Zusammenhang zwischen Sportbelastung und Bandscheibenvorfall existieren nicht. Aus den orthopädischen Erfahrungen ist jedoch abzuleiten, daß Sportarten mit kyphotischer Wirbelsäulenbelastung über einen längeren Zeitraum (Rudern) sowie Torsionsbelastungen der Wirbelsäule beim Golf, Squash oder Tennis durchaus zu Bandscheibenvorfällen führen.

Bei den letzteren Sportarten ist zu beachten, daß sie vielfach erst in einem höheren Lebensalter aufgenommen werden, wenn bereits entsprechende Veränderungen der Bandscheiben vorliegen.

Die unphysiologischen Belastungen der Bandscheibe, häufig verbunden mit einer Überbeanspruchung durch falsche Technik, können dann bei vorgeschädigter Bandscheibe durchaus einen Bandscheibenvorfall auslösen. Auch falsche Gynmastik (Bodybuilding) und unsinnige gymnastische Übungen (Klappmesser) können zu Bandscheibenvorfällen führen [9]. Dagegen führen sog. Geradeaussportarten wie Laufen, Schwimmen und Radfahren nur zu geringen Belastungen der Bandscheiben.

Die Freizeitsportarten wie Tennis, Golf und z. Z. auch Bodybuilding können verstärkt zu lumbalen Weichteilsyndromen der LWS führen. Diese täuschen nicht selten eine radikuläre Symptomatik im Sinne eines Bandscheibenvorfalls vor. Durch gezielte differenzierte Untersuchung können sie jedoch aufgrund der fehlenden neurologischen Symptomatik orthopädischerseits schnell erkannt werden. Bei diesen Weichteilsyndromen handelt es sich insbesondere um Insertionstendinosen bei bestehenden Muskelverkürzungen. Weiterhin kommt es zu Blockierungen im Bereich der Bewegungssegmente der LWS als auch der Iliosakralgelenke. Gerade Letztere täuschen eine Ischiassymptomatik vor.

Zusammenfassung

Vernünftige Sportausübung führt normalerweise zu keiner zusätzlich schädigenden Belastung der Wirbelsäule, sondern ist sinnvoll zu deren Schutz.

Typische sportartspezifische Bewegungsmuster wie forsierte Hyperlordosen und Kyphose können zu Wirbelsäulenschäden gerade bei Hochleistungssportlern führen. Als sportartspezifische Schäden gehäuft vorkomen können in gewissen Sportarten Spondylolysen und Spondylolisthesen, Mikrodeckplatteneinbrüche der Wirbel, der Morbus-Scheuermann sowie seltener Bandscheibenschäden und Osteochondrosen.

Da diese Schäden meist durch falsche Technik und zu häufige Wiederholungen bedingt sind, kann hier die Prophylaxe einsetzen. Im Hochleistungssport kritisch zu sehen ist auch der allzu frühe Beginn mancher wirbelsäulenbelastender Sportarten (Kunstturnen, rhythmische Sportgymnastik). Andererseits kann aber auch das späte Beginnen mit wirbelsäulenbelastenden Sportarten (Golf, Tennis) zu vermeidbaren Schäden führen.

Literatur

1. Franke K (1986) Traumatologie des Sports. Thieme, Stuttgart
2. Groh H et al. (1975) Sportverletzungen und Sportschaden. Luitpold, München
3. Junghanns H (1986) Die Wirbelsäule unter den Einflüssen des täglichen Lebens, der Freizeit, des Sports. Hippokrates, Stuttgart
4. Konermann W, Sell S (1992) Die Wirbelsäule – Eine Problemzone im Kunstturnhochleistungssport. Sportverletz Sportschaden 4:156–160
5. Neusel E, Arza D, Rompe G, Steinbrück K (1987) Röntgenologische Langzeitbeobachtungen bei Speerwerfern der Spitzenklasse. Sportverletz Sportschaden 2:76–80
6. Pollähne W (1991) Ergebnisse der Wirbelsäulenlängsschnittauswertungen bei Hochleistungsturnern und schwimmern aus radiologischer Sicht. Dtsch Z Sportmed 7:292–306
7. Riel K, Bernett P (1991) Spondylolyse und Spondylolisthesis im Sport. Dtsch Z Sportmed 1:12–16
8. Steinbrück K (1987) Epidemiologie von Sportverletzungen. 15-Jahres-Analyse einer sportorthop. Ambulanz. Sportverletz Sportschaden 1:2–12
9. Wirth CJ (1993) Praktische Orthopädie 23, Thieme, Stuttgart

Charakterisierung der arbeitstechnischen Voraussetzungen beim Heben und Tragen schwerer Lasten sowie bei extremen Rumpfbeugehaltungen

J. Kupfer und E. Christ

Der Verordnungsgeber hat aus epidemiologischen Erhebungen und Gesetzen der Biomechanik Beurteilungskriterien für mögliche Gesundheitsschäden durch das Handhaben von Lasten und für die Arbeit unter extremen Körperhaltungen abgeleitet. Daran orientiert sollten im BK-Feststellungsverfahren neben einer möglichst genauen beruflichen Anamnese zu den arbeitstechnischen Voraussetzungen zumindest folgende Angaben ermittelt werden:

- Last (ab ca. 10 kg, wenn möglich in 5-kg-Stufen)
- Körperhaltungswinkel (Vorbeugung und Torsion der LWS ab ca. 10°, wenn möglich in 15°-Stufen)
- Häufigkeit des Vorgangs (pro Schicht oder Teiltätigkeit, Prozentangaben in Ausnahmefällen)
- Dauer der (Teil-)Tätigkeiten (in Jahren, getrennt für Heben und Tragen)

Dabei ist zu beachten, daß die Lastenhandhabung unter Rumpfbeugung an Wirbelkörpern und Bandscheiben (insbesondere im Bereich L5/S1, L5/4) zu erhöhter mechanischer Beanspruchung führt (Hebelgesetz!). Beide Größen sollten daher zeitbezogen als Einheit erfaßt und dokumentiert werden.

Darüber hinausgehende Empfehlungen enthalten die Erhebungsbögen M 6222 (BK 2108) umd M 6224 (BK 2109)[1] die in einer Arbeitsgruppe unter Leistung des Berufsgenosenschaftlichen Instituts für Arbeitssicherheit (BIA) Anfang 1993 erarbeitet wurden. Für biomechanische Modellberechnungen und zur Stützung künftiger epidemiologischer Ansätze werden zudem Angaben über schnelle, ruckartige Bewegungen (physikalische Meßgröße: Beschleunigung oder Winkelgeschwindigkeit von Körperteilen) als nützlich erachtet.

---

[1] Zu beziehen bei: Druck und Verlag L. Düringshofen, Seesener Straße 57, 10709 Berlin.

Bei der Aufhellung berufsbedingter Wirbelsäulenerkrankungen ist interdisziplinäre Zusammenarbeit geboten. Schwerpunkte zukünftiger Beiträge aus dem technischen Bereich sind u. a.:

- Analysen für möglichst viele Berufsgruppen über typische arbeitstechnische Voraussetzungen beim Lastenhandhaben und bei Arbeit unter extremen Rumpfbeugehaltungen (Feld- und ergänzende Laboruntersuchungen, in denen überschlägig quantitativ und qualitativ die oben genannten Belastungsgrößen mit einem einfachen Verfahren bestimmt werden, z. B. in Anlehnung an praxisbewährte personenbezogene Meßverfahren für andere berufsbedingte Schad- und Belastungsfaktoren);
- die biomechanische Zuordnung/Umrechnung ermittelter Belastungskenngrößen in berufsgruppenbezogene, adäquate Beanspruchungswerte (für HWS-, BWS- und LWS-differenziert);
- eine Überprüfung bereits diskutierter Ansätze für Dosismodelle [z. B. "Lebensdosis" (in Ns) nach Pangert oder pro Schicht bewegte Gesamtlast (in t)].

Alle berufsgruppenspezifischen Belastungsdaten sollten in einem zentral geführten Belastungskatalog dokumentiert werden. Eine Verknüpfung zur geplanten BK-Gutachtendokumentation ist erforderlich. Darüber hinaus könnte bei Problemfällen der BK-Wirbelsäulenbegutachtung (BK 2108 und BK 2109) die interdisziplinäre Erörterung der arbeitstechnischen Zusammenhänge/Belastungsdaten zunehmend Schwierigkeiten in der Einzelfallentscheidung überwinden helfen.

Teil III
Mono- und mehrsegmentale Manifestation,
richtungsgebende Verschlimmerung,
Begutachtungspraxis

Aktueller Stand der Meinungsbildung zur Frage der Verschlimmerung und des mono- bzw. mehrsegmentalen Wirbelsäulenschadens als BK 2108

O. Blome

Die mehr als 100jährige Geschichte der gesetzlichen Unfallversicherung belegt eine Symbiose zwischen der medizinischen Wissenschaft, insbesondere der Arbeitsmedizin und dem Berufskrankheitenrecht, in die beide Disziplinen vor ca. 70 Jahren eingegangen sind, die aber weit über die Berufskrankheitenprophylaxe hinausreichen dürfte. Die Berufskrankheiten haben schon in der Vergangenheit die medizinischen Fachbereiche aus Sicht der kausalen Fragestellung vor erhebliche Probleme gestellt und werden sie auch zukünftig vor neue Probleme stellen, die Anlaß zur wissenschaftlichen Durchdringung des medizinischen Bereichs bilden. Die neuen medizinisch wissenschaftlichen Erkenntnisse befruchten wiederum den Verordnungsgeber wie auch die Unfallversicherungsträger im funktionalen und im institutionellen Bereich. Der Schwerpunkt der juristischen und der medizinischen Fragestellung war bei den Berufskrankheiten zunächst monokausal. Der Versicherte wurde als Objekt bestimmter betrieblicher Einwirkungen gesehen, die es nach wissenschaftlichen Maßstäben zu konkretisieren und nach rechtlichen Maßstäben zu erfassen galt. In der Zwischenzeit hat sich ein rasch fortschreitender Erkenntnisgewinn in allen medizinischen Fachgebieten vollzogen, von dem die Arbeitsmedizin auch nicht unberührt geblieben ist. Ellwanger hat bereits 1978 [1] in der Zeitschrift „Die deutsche Rentenversicherung" auf den Wandel der Krankheiten allgemein hingewiesen und festgestellt:

„Vor 50 Jahren waren noch die Infektionskrankheiten im Vordergrund. Heute bildet die Exposition bezüglich physikalischer und chemischer Substanzen, deren multifaktorielle Wirkungsmöglichkeiten bereits astronomische Ziffern erreichen, das Schwergewicht vieler moderner Krankheitsursachen."

Als Ausdruck dieser Entwicklung kann man die Aufnahme der bandscheibenbedingten Wirbelsäulenerkrankungen BK 2108 bis 2110 der Anlage 1 zur Berufskrankheitenverordnung betrachten. Wirbelsäulenprobleme bzw. -erkrankungen gehören nicht nur zu den teuersten Krankheiten bei den Patienten zwischen 20 und 50 Jahren, sie sind auch häufigste Ursache für Arbeitsunfähigkeit bei den

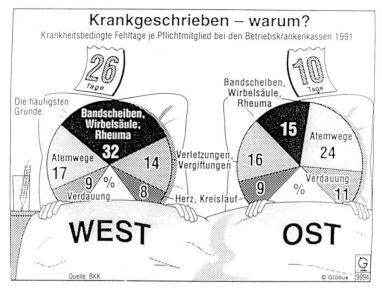

Abb. 1. Krankschreibungen (1991)

Versicherten. Dies belegt eine Statistik des Bundesverbands der Betriebskrankenkassen aus dem Jahre 1991 [2] (Abb. 1).

Über diese Statistik läßt sich auch nicht nur ansatzweise diskutieren; sie belegt die volkswirtschaftliche Bedeutung und zwingt sowohl die Versicherten selbst als auch die Unternehmer sowie Sozialversicherungsträger zu Maßnahmen der Prävention und Rehabilitation, um solche „Zivilisationsschäden" zu vermeiden.

Ich will Sie nicht mit historischem und sozialpoitischem Ballast überfrachten, gleichwohl sind jedoch die aktuellen Zahlen aus der Berufskrankheitendokumentation des Jahres 1993 [3] von erheblicher Bedeutung (Tabelle 1, 2).

Die herausragende Bedeutung der BK 2108 ist damit belegt. Keine Zahlen liegen derzeit vor für Fallgestaltungen, bei welchen schädigende Einwirkungen im Sinne der BK 2108 und der BK 2110 bestanden haben.

Vor dem statistischen Hintergrund wird der sozialpolitische Druck erkennbar, der auf den Unfallversicherungsträgern ruht, die nach § 551 RVO verpflichtet sind, die *Einzelfallkausalität* zu prüfen, nachdem der Verordnungsgeber die generelle Geeignetheit durch Einfügung der BK 2108–2110 in die Liste der entschädigungspflichtigen Berufskrankheiten festgelegt hat. Daß beim Verordnungsgeber hinsichtlich „hoher" Anerkennungzahlen bei der Aufnahme in die Liste der Berufskrankheiten selbst Zweifel bestanden, belegt die Aus-

Tabelle 1. Wirbelsäulen – BK 1993 (BK-DOK) AV 1993 = 26172 Fälle (100%), angezeigte Verdachtsfälle

BK	Gesamt (%)	Arzt	Versicherte	KK
2108	22614 (87)	5249	5603	5190
2109	2438 (9)	876	603	377
2110	1120 (4)	291	300	176
	26172	6416	6597	5743

Tabelle 2. Wirbelsäulen – BK 1993 (BK-DOK), entschieden 1993 = 6186 Fälle

BK	Rente	Ohne Rente	Beruflich verursacht	Ablehnungen
2108	12	3	42	4723
2109	0	0	0	1220
2110	3	0	0	183
Insgesamt	15	3	42	6126

sage des Geschäftsführers des ärztlichen Sachverständigenbeirats, Sektion „Berufskrankheiten" im *Zentralblatt für Arbeitsmedizin* [4]:

„Die sehr allgemein gehaltenen Ankündigungen über diese Berufskrankheiten in der Laienpresse haben leider in der Bevölkerung eine erhebliche, sicher oftmals ungerechtfertigte Erwartungshaltung erzeugt. Die strengen Kriterien der wesentlichen Bedingung und die Prüfung einer rechtlich wesentlichen Verschlimmerung eines erworbenen oder anlagebedingten Vorschadens wird in der gutachterlichen Praxis zwar zu einigen Problemen führen, insgesamt jedoch die Zahl der anzuerkennenden oder gar zu berentenden Fälle überschaubar groß halten."

Die Aussage ist zwar in der Lage, den sozialpolitischen Druck erheblich abzumildern, dürfte aber nicht geeignet sein, den Unfallversicherungsträgern und den Gutachtern eine Hilfestellung bei der

Lösung der zahlreichen offenen medizinischen und rechtlichen Fragen zu gewähren.

Der Verordnungsgeber hat zwar die bandscheibenbedingten Wirbelsäulenerkrankungen in der Liste der entschädigungspflichtigen Berufskrankheiten generell als entschädigungsfähig bezeichnet, jedoch bestehen in der medizinischen Wissenschaft unterschiedliche Auffassungen z. B. über die Frage der beruflichen Ursache eines bisegmentalen oder monosegmentalen Schadensbildes. Vor diesem Hintergrund der unterschiedlichen Auffassungen in der medizinischen Wissenschaft wurde bereits am 27. April 1994 in Dortmund ein „kleines" Expertengespräch durchgeführt. Hierzu wurden folgende Thesen formuliert:

1. Prinzipiell ist durch tätigkeitsbezogene Belastungen sowohl eine mono- als auch eine mehrsegmentale Schädigung „möglich".
2. Die Schadenslokalisation der betreffenen Segmente muß mit der tätigkeitsbezogenen Belastung konform sein.
3. Bei Erkrankungsbildern, für die in der Bevölkerung eine hohe Erkrankungshäufigkeit besteht, ist ein wahrscheinlicher Ursachenzusammenhang besonders zu begründen.
4. Die wechselseitige Information und der Dialog miteinander sind zu intensivieren.

Nach wie vor bestehen unterschiedliche Auffassungen zu der ersten These, und zwar aus medizinischer als auch aus rechtlicher Sicht. Aus den statistischen Zahlen der BK-DOK konnten leider keine Erkenntnisse gewonnen werden, ob sich in den anerkannten Fällen auch mono- oder bisegmentale Krankheitsbilder befinden.

Rechtssystematisch sind die Berufskrankheiten den Arbeitsunfällen gleichgestellt (§ 551 Abs. 1 RVO). Dies hat zur Folge, daß auch bei den bandscheibenbedingten Wirbelsäulenerkrankungen die gleichen rechtlichen Grundsätze bei der Verschlimmerung bestehender Leiden gelten, wie bei Arbeitsunfällen.

Das Problem der Verschlimmerung ergibt sich, wenn die Berufskrankheit oder ihre Folgen zusammen mit einem bereits bestehenden anlagebedingten Wirbelsäulenleiden zusammentreffen und daraus zusätzliche Schädigungen entstehen. Hierbei stellt sich die Frage: „Was ist wesentliche Ursache? Beruflich verursachte bandscheibenbedingte Wirbelsäulenerkrankungen oder bestehendes anlagebedingtes Leiden?"

Die Bejahung der Ursache durch die versicherte berufliche Tätigkeit (Berufskrankheit) führt grundsätzlich folgerichtig zur Anerkennung in Form der Verschlimmerung eines bestehenden Leidens. Rechtlich wesentlich ist hier die berufliche versicherte schädigende

Einwirkung (Berufskrankheit) grundsätzlich dann, wenn ohne sie die Verschlimmerung

1. überhaupt nicht eingetreten wäre oder
2. nicht in diesem Ausmaß eingetreten wäre oder
3. nicht annähernd zum selben Zeitpunkt eingetreten wäre.

Zu unterscheiden von dieser Verschlimmerung durch die berufliche versicherte Tätigkeit (Berufskrankheit) oder ihre Folgen, ist die Verschlimmerung der Berufskrankheit selbst. Die Verschlimmerung der Folgen einer Berufskrankheit gehören zu den klassischen Folgeschäden.

Bei der Verschlimmerung bestehender, von der beruflich versicherten schädigenden Tätigkeit unabhängiger Leiden, ist i. allg. zu unterscheiden:

1. die vorübergehende Verschlimmerung,
2. die dauernde Verschlimmerung und innerhalb der dauernden Verschlimmerung die richtunggebende und die abgrenzbare.

Zum Begriff der vorübergehende Verschlimmerung im Sinne der Rechtsprechung des Bundessozialgerichts:

Ein bestehendes Leiden wird für eine nach den Umständen des Einzelfalles zu ermittelnde Zeit verschlimmert und anschließend ist wieder der vorherige Zustand vorhanden, der sich aus dem schicksalsmäßigen Verlauf des bestehenden Leidens ergibt. Der Umfang der Entschädigung richtet sich nach dem Umfang und der Dauer der Verschlimmerung (Verschlimmerungsanteil am Gesamtzustand) [5].

Zum Begriff der dauernden Verschlimmerung:

Ein bestehendes anlagebedingtes Leiden kann sich auf nicht absehbare Zeit verschlimmern, und zwar:

A. Abgrenzbar
B. Richtungsgebend

Zu A. Die abgrenzbare Verschlimmerung setzt voraus, daß eine Trennung des Verschlimmerungsanteils vom bestehenden Leiden möglich ist [6].

Zu B. Die richtunggebende Verschlimmerung eines bestehenden Leidens setzt voraus, daß dieses Leiden so nachhaltig beschleunigt oder verstärkt wird, daß ein völlig anderer und nicht absehbarer Verlauf zustande kommt, als es schicksalmäßig ohne die Berufskrankheit zu erwarten wäre [7].

Die praktische Bedeutung dieser nicht immer leicht zu treffenden Unterscheidung dürfte für die Verwaltungspraxis kaum erheblich sein. In der Rechtsprechung und Literatur sind keine eindeutigen Differenzierungsmerkmale entwickelt worden, da ohnehin in jedem Fall einer Verschlimmerung, gleich welcher Art, zu klären ist, ob eine ihr zuzurechnende krankhafte Erscheinung rechtlich wesentlich durch die Berufskrankheit bzw. die versicherte schädigende Einwirkung verursacht ist; danach richtet sich auch der zu entschädigende Verschlimmerungsanteil.

Konkret abgestellt auf die bandscheibenbedingten Wirbelsäulenerkrankungen (BK 2108-2110) der Anlage 1 zur BeKV ergeben sich die folgenden Fakten.

Verschlimmerung

1. Die Merkblätter für die ärztliche Untersuchung der BK 2108-2110 enthalten zum Begriff der Verschlimmerung Formulierungen, die z. B. aus den Berufskrankheiten 4301/4302 oder 5101 der Anlage 1 zur BeKv bekannt sind. Erläuterungen des Begriffs der Verschlimmerung finden sich jedoch nicht in den Merkblättern und sind in einschlägigen Kommentaren auch nur sehr allgemein umschrieben. Die Frage der Verschlimmerung einer bandscheibenbedingten Wirbelsäulenerkrankung muß unter 2 Gesichtspunkten erfolgen:
   a) Erfüllt der zur Entscheidung anstehende Sachverhalt die versicherungsrechtlichen Kriterien für die Anerkennung einer Verschlimmerung?
   b) Ist nach den Erkenntnissen der medizinischen Wissenschaft eine – versicherungsrechtliche relevante – Verschlimmerung des diagnostizierten Krankheitsbildes möglich.
2. Der Rechtsbegriff der Verschlimmerung setzt ein konkret objektivierbares manifestes Krankheitsbild im Sinne eines Vorschadens (regelwidriger Körperzustand) voraus.

War dieser Vorschaden vor Eintritt des Versicherungs-/Leistungsfalls nicht meßbar (die MdE muß mindestens 10 v. H. gemindert sein), so ist der Gesamtzustand, nämlich die gesamte Funktionseinbuße zu entschädigen. Nach neuerer Auffassung reicht für die Anerkennung des Versicherungsfalls ein objektivierbarer regelwidriger Körperzustand aus, der rechtlich wesentlich durch die versicherte Tätigkeit verursacht ist [8].

Liegt eine Verschlimmerung eines solchen meßbaren bzw. objektivierbaren Vorschadens vor, so muß der Vorschaden und der durch die Berufskrankheit verursachte Verschlimmerungsanteil aufgegliedert werden, mit der Folge, daß der Vorschaden nicht versichert ist und daher zwangsläufig mit einzuschätzen ist; zu entschädigen ist der nachgewiesene berufskrankheitsbedingte Verschlimmerungsanteil.

Die Verschlimmerung einer bandscheibenbedingten Wirbelsäulenerkrankung ist rechtlich nur möglich, wenn medizinisch zwischen einem bandscheibenbedingten Vorschaden und einem abgrenzbaren und bandscheibenbedingten Verschlimmerungsanteil differenziert werden kann.

Ist ein beruflich verursachter versicherter Verschlimmerungsanteil nicht feststellbar und wird die gesamte Entwicklung der Krankheit durch die Schädigende Tätigkeit ungünstig beeinflußt, muß der Gesamtzustand entschädigt werden, wenn dieser rechtlich wesentlich auf der beruflichen Exposition beruht.

Zum Abschluß muß sich eine Frage an die ärztlichen Sachverständigen aufdrängen: Ist nach derzeitigem medizinisch-wissenschaftlichem Erkenntnisstand bei den Wirbelsäulenerkrankungen die Verschlimmerung eines Vorschadens denkbar und ggf. an welchem Beispiel?

Anmerkungen

1. Ellwanger, Deutsche Rentenversicherung, 1978, S. 384 ff.
2. Bundesverband der Betriebskrankenkassen 1991 (statistische Angaben)
3. Geschäfts- und Rechnungsergebnisse des Hauptverbandes der gewerblichen Berufsgenossenschaften für das Jahr 1993
4. Zentrallblatt für Arbeitsmedizin 43 (1993), S. 41
5. BSGE 7, 53, 56
6. BSGE 11, 161, 163; BSG 21. 1. 59, Breithaupt 1959, 555, 558
7. Krasney, SozSich 1971, 101, 104; Erlenkämper: BVG; Weber, Begutachtung der Haltungs- und Bewegungsorgane (Hrsg. Rompe, Erlenkämper) 1978, S. 37
8. Schulte, Holthausen, MonSchr. für Arbeiter- und Angestelltenvers. 1936 Sp. 204

Ist die monosegmentale Manifestation bandscheibenbedingter Erkrankungen der Wirbelsäule mit dem Vorliegen einer Berufserkrankung zu vereinbaren?

D. Wolter, K. Seide und V. Grosser

Patienten mit bandscheibenbedingten Erkrankungen der LWS füllen die Sprechzimmer von Orthopäden und Chirurgen. Die weitaus überwiegende Anzahl dieser Erkrankungen betreffen die Bandscheiben zwischen dem 4. Lendenwirbelkörper und 1. Sakralwirbel.

Die klinische Manifestation dieser Volkskrankheit ist in der Regel monosegmental.

Führt nun das Heben und Tragen schwerer Lasten in den besonders exponierten Berufsgruppen zu einem anderen Erkrankungsmuster? Sind beispielsweise mehrere lumbale Bewegungssegmente betroffen?

Welche Manifestation sieht der einzelne behandelnde Arzt oder auch Gutachter?

Die Frage hat sich darauf zugespitzt, ob bei der Berufserkrankung Wirbelsäule eine mehrsegmentale Manifestation zu fordern ist.

Ausgestattet mit Forschungsmitteln der Berufsgenossenschaft Gesundheitsdienst und Wohlfahrtspflege haben wir im Rahmen einer standardisierten Zusammenhangsbegutachtung eine besondere Berufsgruppe – nämlich Schwestern und Pfleger – untersucht. Die Ergebnisse dieser Berufsgruppe zeigen eine fast ausschließliche Manifestation dieser bandscheibenbedingten Erkrankungen in den Bewegungssegmenten L4/L5 und L5/S1.

Bejahen wir die Frage der Möglichkeit einer monosegmentalen Manifestation, so ist dieses Problem gelöst. Verneinen wir dagegen die Möglichkeit, dann kommen wir zum Schluß, daß im Pflegeberuf eine bandscheibenbedingte Erkrankung der LWS nicht existiert.

Welche Argumente sprechen nun für die eine oder andere Annahme?

Zuerst müssen wir uns die Frage stellen, ob es wahrscheinlich ist, daß in den verschiedenen Berufen mit sehr unterschiedlicher körperlicher Exposition ein unterschiedliches Schädigungsmuster anzunehmen ist.

Betrachten wir auf der einen Seite den Maurer, der jeden Tag nicht nur viele Male Lasten heben muß, sondern auch Lasten mit aufgerichteter Wirbelsäule trägt und auf der anderen Seite die Schwester im

Pflegeberuf, die nur kurzfristig in gebeugter Stellung einen Patienten anhebt.

Dieser Hebevorgang im Pflegeberuf muß m. E. genauer betrachtet werden. Nach meiner Einschätzung sind hier 2 unterschiedliche Hebevorgänge darzustellen:

1. Handelt es sich um einen geordnete, vorbereiteten Vorgang?
2. Handelt es sich um ein plötzliches, überfallartiges Heben in Notsituationen?

Wir müssen heute davon ausgehen, daß die axiale Kraftübertragung nicht nur über Knochen- und Bandscheibenstrukturen im Bereich der Wirbelsäule erfolgt, sondern auch über die Muskulatur und übrigen Weichteilstrukturen. Im Bereich der lumbalen Wirbelsäule spielt dabei die Bauchmuskulatur und der intraabdominelle Druck eine entscheidende Rolle. Es klingt banal, weil es uns allen gegenwärtig ist, wenn ich sage, daß vor einer körperlichen Höchstleistung ein Organ dafür vorbereitet werden muß. Im Bereich des muskulären Systems bedeutet dies Dehnungsübungen, Warmmachen, die Muskulatur durch Verbesserung der Durchblutung und die Einstimmung des neuromuskulären Systems auf eine höhere Leistung vorbereiten. Geschieht dies nicht, so ist die Verletzungsgefahr wesentlich erhöht, wie wir alle wissen.

Wozu führen diese Vorbereitungen in der Muskulatur?

Durch die höhere Vaskularisation wird das Volumen der Muskulatur vergrößert. Dies bedeutet eine Vergrößerung des Muskelquerschnitts und damit der tragenden „Weichteilsäule". Durch die Aktivierung des neuromuskulären Systems mit den motorischen Endplatten wird der Muskeltonus erhöht, die Muskulatur verfestigt sich also, das Elastizitätsmodul steigt an. Auch dies wiederum führt zu einer höheren Tragfähigkeit der „Weichteilsäule". Eine Höchstleistung kann also ohne Schädigung des muskuloskelettalen Systems erbracht werden.

Wenn man sich vergegenwärtigt, daß fast die Hälfte der axialen Kräfte über die „Weichteilsäule" laufen, so kommt der Tatsache der Vorbereitung dieser Gewebe auf eine Leistungserbringung große Bedeutung zu.

Nun die andere Situation:

Aus einer gewöhnlichen Alltagssituation heraus ist eine Schwester gezwungen, notfallmäßig einen auf den Boden gestürzten Patienten zu bergen. In dieser überfallartigen, unvorbereiteten Situation wird sie mit aller ihr zur Verfügung stehenden Kraft versuchen, diesen Hebegang durchzuführen. Es liegt auf der Hand, daß bei diesem Hebevorgang erheblich größere Kräfte auf das Bewegungssegment und damit auf die Bandscheibe einwirken. Unterstützt wird die

Annahme ebenfalls durch die Tatsache, daß in den Berufsgruppen Chirurgie/Unfallchirurgie/Intensivstation der Risikofaktor gegenüber anderen Disziplinen in der Medizin wesentlich erhöht ist. Die dabei einwirkenden Hebekräfte manifestieren sich in erster Linie aufgrund der anatomischen und biomechanischen Gegebenheiten im Bereich der unteren LWS, insbesondere im Übergangsbereich von LWS zum Os sacrum, also L5/S1.

Ein derartiger Hebevorgang kann somit zu ersten Schädigungen des Faserrings der Bandscheibe führen und später in einen Bandscheibenvorfall münden. Folgt man dieser These, so akzeptiert man damit die Möglichkeit der monosegmentalen Manifestation der Berufserkrankung Wirbelsäule in den unteren lumbalen Segmenten.

Aus diesen Überlegungen heraus erscheint es naheliegend, daß unterschiedliche Lasten, Lasteinwirkungen und unterschiedliche Hebevorgänge in den einzelnen Berufsgruppen auch zu unterschiedlichen Manifestation im Bereich der lumbalen Wirbelsäule führen können.

Abschließend muß m. E. festgehalten werden, daß die monosegmentale und mehrsegmentale Manifestation der bandscheibenbedingten Erkrankung immer nur den Hauptbefund charakterisiert. Da es sich hier um eine Bewegungskette handelt, liegt es auf der Hand, daß bei der monosegmentalen Manifestation bei entsprechend feinen Untersuchungsmethoden auch die Nachbarsegmente Veränderungen aufweisen werden.

Ist die mehrsegmentale Manifestation der bandscheibenbedingten LWS-Erkrankung für das Vorliegen einer Berufskrankheit zu fordern?

E. Ludolph

„Ein oder Nicht-Ein, das ist hier die Frage". So simpel sind die gutachtlichen Fragestellungen nicht. Die Schmalspurdiskussion um die mono- oder mehrsegmentale Manifestation von Bandscheibenveränderungen ist eine unzulässige Verkürzung der gutachtlichen Fragestellung. Denn die im Einzelfall zu diskutierenden konkreten Lebenssachverhalte sind in aller Regel mehrschichtig. Die gutachtliche Deduktion steht selten auf einem Bein. Es kommen also bei einer sorgfältigen Sachverhaltsaufbereitung in aller Regel andere Beurteilungskriterien hinzu, die für oder gegen eine belastungsabhängige bandscheibenbedingte Erkrankung sprechen. Die Fälle, die sich auf die hier zu diskutierenden Fragen reduzieren, sind die Ausnahme.

Mit der Stellung des medizinischen Sachverständigen unvereinbar ist die durch das gestellte Thema suggerierte Vorstellung, es gäbe etwas zu „fordern". Der medizinische Sachverständige hat nichts zu „fordern". Er hat die Vorgaben des Verordnungsgebers nach bestem Wissen umzusetzen. Diese Festellung gehört deshalb an den Anfang der Ausführungen, weil medizinisch die Belastungskonformität der „monosegmentalen" bandscheibenbedingten Erkrankung nicht zu begründen ist. Die Antwort auf die als Thema gestellte Frage ergibt sich letztlich aus der Interpretation des Willens des Verordnungsgebers. Damit ist aber der rein medizinische Part verlassen. Der medizinische Beitrag kann nur darin bestehen, die medizinischen Sachverhalte offen zu legen und das Problem anzusprechen. Die Entscheidung fällt nicht durch den ärztlichen Sachverständigen. Gefordert gewesen wäre der Verordnungsgeber. Gefordert sind nunmehr die Verwaltungen und Gerichte.

Diskussionsgrundlagen

Einvernehmen besteht, daß weit über 90% aller Bandscheibenveränderungen im Bereich der LWS – im Bevölkerungsquerschnitt – sich in den beiden unteren Segmenten (L4–S1) finden und manifestieren. Das große Kollektiv der Bandscheibenkranken weist also in über 90%

bandscheibenbedingte Veränderungen nur in einem der beiden unteren Segmente oder in den beiden unteren Segmenten der LWS auf. Diese Aussage gilt ohne Ansehen der Exposition. Sie gilt nicht ohne Ansehen des Alters. Die jungen Bandscheibenkranken weisen praktisch zu 100% ein „monosegmentales" Schadensbild auf.

Kann bei einem solchen Schadensbild im Einzelfall ein *wesentlicher* Ursachenbeitrag einer besonderen beruflichen Belastung gesichert werden? Kann also guten Gewissens unter dem Gesichtspunkt der Gleichbehandlung aller Versicherten aus medizinischen Gründen vertreten werden, daß vom Kollektiv der „Monosegmentalen" – über 90% der Bandscheibenkranken – der 20jährige Versicherte aus dem berufsgenossenschaftlichen Netz herausfällt, obwohl sich diesem der gerade erwählte Beruf verschließt und exakt das gleiche Krankheitsbild – mit dem einzigen Unterschied einer langjährigen wirbelsäulenbelastenden Exposition – beim 30jährigen versichert sein soll?

Einvernehmen besteht, daß die bandscheibenbedingten Erkrankungen außerordentlich weit verbreitet sind und in den Industriestaaten eklatant zunehmen, obwohl die als wirbelsäulenbelastend versicherten Expositionen abnehmen. Der Löwenanteil des sich ständig erweiternden Kollektivs der Bandscheibenkranken bei abnehmender wirbelsäulenbelastender Exposition sind wiederum mit über 90% sog. monosegmentale Schadensbilder. Ist es vertretbar, ein Schadensbild, das sich statistisch *antizyklisch,* also nicht belastungskonform verhält, auf der medizinischen Argumentationsschiene als zyklisch, also als belastungskonform zu beurteilen?

Einvernehmen besteht, daß die *Haltungskonstanz* die – im Bevölkerungsquerschnitt – entscheidende Ursache für die bandscheibenbedingte Erkrankung ist. Ist es vertretbar, ohne eine medizinisch indizierte Begründung die sitzende Bevölkerung bei diesem Schadensbild vom Versicherungsschutz auszuschließen, obwohl sich bei ihr berufliche und private Haltungskonstanz kumulieren, sie also erst recht gefährdet ist? Muß Leitfaden einer solchen Differenzierung nicht doch die Belastungskonformität des Schadens sein?

Einvernehmen besteht, daß das „monosegmentale" Schadensbild trotz besonderer beruflicher Belastung auf die beiden unteren Segmente beschränkt bleibt. Der monosegmental Erkrankte geht kein besonderes Risiko ein, mehrsegmental zu erkranken. Die monosegmentale Erkrankung indiziert keine weitere Gefährdung. Beim 55jährigen Versicherten sind ebenso isoliert die beiden unteren Segmente der LWS verändert wie beim 20jährigen Versicherten. Wenn dem nicht so wäre, wenn also ein Übergreifen des Bandscheibenleidens auf weitere Segmente zu sichern wäre, gäbe es die Diskussion nicht. Das Phänomen besteht vielmehr gerade darin, daß sich auch nach langjähriger wirbelsäulenbelastender Exposition bei der ganz überwiegenden Zahl der Bandscheibenkranken nur Veränderungen in den beiden unteren Segmenten der LWS finden. Besonders eklatant ist diese Beobachtung bei jungen „monosegmental" Erkrankten, die dennoch langjährig wirbelsäulenbelastend gearbeitet haben. Ein solches, wenn auch kleines, Kollektiv findet sich v. a. im Baugewerbe. Es finden sich 50- bis 60jährige Versicherte, die durchgehend wirbelsäulenexponiert gearbeitet haben, obwohl zu Anfang ihres Berufslebens eine Bandscheibenoperation in einem der beiden unteren Segmente der LWS stand. Die Wiedererkrankung bleibt isoliert auf die beiden unteren Segmente begrenzt, obwohl das unterste Segment der LWS (L5/S1) durch die versicherte Exposition nur um etwa 30% stärker belastet ist, als das oberste Segment (L1/L2). Das Schadensbild bleibt also belastungsunabhängig *konstant*.

Ist es vertretbar – im Sinne der Gleichbehandlung aller Versicherten – beim wiedererkrankten 50jährigen Bauarbeiter – zwangsläufig von einem allein anlagebedingten Schadensbild auszugehen und bei demjenigen, bei dem sich das gleiche Schadensbild erstmals nach 10jähriger Exposition manifestiert, von einem belastungsbedingten Schadensbild? Kann ein Schadensbild als belastungskonform bezeichnet werden, das sich in seinem Verlauf belastungsresistent verhält?

Wenn alle diese Fragen mit „ja" beantwortet werden sollen, d. h. eine expositionsabhängige unterschiedliche Behandlung aller „monosegmental" Erkrankten ist vertretbar, bedarf es starker Argumente.

Zwei Argumentationsschienen ergeben sich aus den bisher zugänglichen Veröffentlichungen und Gutachten: Eine schmale medizinische und eine deutlich breitere juristische.

Pro Monosegmental? – Medizinische Argumentation

Argumentiert wird, als Voraussetzung für die Berufskrankheit „Meniskopathie" reiche es, wenn nur ein Meniskus degenerativ verändert sei. Für die Berufskrankheiten „Wirbelsäule" könne nicht mehr verlangt werden.

Diese Aussage ist zur Berufskrankheit „Meniskopathie" sachlich richtig. Die Analogie zu den Berufskrankheiten „Wirbelsäule" ist aber nicht nur falsch, sie ist ein Argument in die falsche Richtung, also pro „mehrsegmental".

Grundsätzlich kann durch eine ungesicherte und medizinisch zunehmend unsicherer werdende Berufskrankheit, die „Meniskopathie", eine andere unsichere Berufskrankheit nicht gestützt werden. Eine unsichere Aussage wird durch eine andere unsichere Aussage nicht sicher. Wenn man aber Rückschlüsse aus der Praxis der ärztlichen Begutachtung zur Berufskrankheit „Meniskopathie" ziehen will, muß man sich an der richtigen Umsetzung und Argumentation zu dieser Berufskrankheit orientieren. Die Belastungskonformität des Schadensbildes ist der Leitfaden gutachtlicher Aussagen zur „Meniskopathie". Die Belastungskonformität hat die gleiche Signalfunktion für die Berufskrankheiten „Wirbelsäule". Daß im Ergebnis die Veränderung nur eines Meniskus belastungskonform sein kann, während bei den Berufskrankheiten „Wirbelsäule" das monosegmentale Schadensbild nicht belastungskonform ist, liegt an der funktionellen Anatomie, nicht an der gutachtlichen Deduktion.

Argumentiert wird – das richtige Verständnis dieses bisher nicht veröffentlichten Arguments vorausgesetzt –, ein unzureichender muskulärer Trainingszustand führe zu einer Überlastung gerade der beiden unteren Segmente der LWS. Diskutiert wird diese Schadensursache in den Pflegeberufen und zu Arbeitsprofilen, die nur phasenweise schwere Lasten heben oder tragen. Die biomechanische Plausibilität dieser Argumentation unterstellt, so ist die Berufskrankheit „Wirbelsäule" die für diese Pathogenese falsche Berufskrankheit. Diese stellt die bandscheibenbedingte Erkrankung durch „langjährig" trainierte schwere körperliche Belastung unter Versicherungsschutz. Ein muskuläres Defizit bei und nach „langjähriger" körperlicher Belastung ist auszuschließen. Muskuläre Defizite als Ursache der bandscheibenbedingten Erkrankung entsprechen weder den Motiven, die zur Kodifizierung der Berufskrankheiten „Wirbelsäule" geführt haben, noch dem Verständnis dieser Berufskrankheit (Ziffer 70) in der ehemaligen DDR, noch dem Verständnis dieser Berufskrankheiten in der Schweiz, die seit langem eine vergleichbare Diskussion führt.

Pro Monosegmental? – Juristische Argumentation

Es geht um die juristischen Vorgaben für die medizinische Umsetzung der Berufskrankheiten „Wirbelsäule". Die juristische Argumentationsschiene ist im Kern die Frage nach Beweiserleichterungen. Autoren, die die Ansicht vertreten, auch das „monosegmentale" Schadensbild sei durch die Berufskrankheiten „Wirbelsäule" erfaßt, argumentieren deshalb entweder direkt oder indirekt mit Beweiserleichterungen.

Argumentiert wird, durch den Verordnungsgeber sei „monosegmental" als belastungskonform anerkannt und bestimmte Berufsgruppen seien als „Hochrisikogruppen" ausdrücklich unter Versicherungsschutz gestellt. Die bei „Hochrisikogruppen" zu sichernden bandscheibenbedingten Veränderungen hätten Signalfunktion für den versicherten Schaden. Da sich z. B. in den Pflegeberufen nur einsegmentale Veränderungen sichern ließen, seien diese als belastungskonform zu akzeptieren. Voraussetzung dafür wären Beweiserleichterungen.

Wenn der Verordnungsgeber jede bandscheibenbedingte Erkrankung, insbesondere auch die „monosegmentale" im Bereich des versicherten Wirbelsäulenabschnitts als generell geeignet expositionsbedingt unter Versicherungsschutz gestellt hat, ist die Diskussion „mehrsegmental kontra monosegmental" abgeschnitten.

Der Verordnungstext verlangt ausdrücklich die Kausalitätsprüfung in jedem Einzelfall und zu jedem Schadensbild. Hinweise für eine Kappung der Kausalitätsprüfung haben sich also im Verordnungstext nicht niedergeschlagen. Der Text könnte auslegungsbedürftig sein. Hinweise auf den wahren Willen des Verordnungsgebers könnten sich aus den Motiven ergeben. Würde sich aus den für die Kodifizierung der Verordnung maßgeblichen Veröffentlichungen ergeben, daß der Verordnungsgeber jede bandscheibenbedingte Erkrankung im versicherten Wirbelsäulenabschnitt als generell belastungskonform ansähe, wäre die weitere medizinische Diskussion obsolet. Ob eine derartige Auslegung der Verordnung unserer Rechtsordnung entspräche, wäre ein anderes Problem.

Die der Kodifizierung der Verordnung zugrundeliegenden Veröffentlichungen beinhalten einmal quantitative Überlegungen und Untersuchungen nach dem Schema, welche Berufsgruppe erkrankt häufiger an Beschwerden bzw. Affektionen im Bereich der Wirbelsäule. Soweit Arbeiten zur Qualität der Veränderungen bzw. Erkrankungen der Kodifizierung zugrundeliegen, sind dies ausdrücklich auch Arbeiten, die auf die Belastungskonformität des Schadensbildes abstellen – z. B. ausdrücklich darauf, daß sich statistisch nach langjähriger körperlich schwerer Arbeit – im Vergleich zum Bevölkerungsquerschnitt – vermehrt Veränderungen fanden, die über die beiden unteren Segmente hinausgehen.

Argumentiert wird mit dem Merkblatt. Im Merkblatt sind Berufsgruppen beispielhaft aufgeführt, bei denen eine Berufskrankheit anzuzeigen ist.

Argumentiert wird, dies seien vom Verordnungsgeber anerkannte Hochrisikogruppen. Da sich bei diesen aber nur die Schadensbilder sichern ließen, die bei über 90% aller Bandscheibenkranken zu sichern seien, nämlich sog. monosegmentale Veränderungen, sei die monosegmentale Veränderung durch den Verordnungsgeber als generell geeignet belastungsbedingt anerkannt.

Es gehört eigentlich nicht zum medizinischen Part, die Bedeutung der Merkblätter zu erläutern. Die Merkblätter haben keinen Verordnungsrang. Sie sind keine maßgeblich Kommentierung der Verordnung. Sie sind auch keine Vorgaben für die Begutachtung.

Insbesondere führt die Nennung von Berufsgruppen im Merkblatt nicht zu einer Erweiterung des Versicherungsschutzes und/oder zu irgendwie gearteten Beweiserleichterungen. Dies wäre schon deshalb nicht zu vertreten, weil einerseits Berufsgruppen ausdrücklich benannt sind, bei denen nur in Einzelfällen eine gefährdende Exposition zu diskutieren ist und andererseits eindeutige Hochrisikogruppen fehlen. Nur die Benennung von Berufsgruppen im Verordnungstext kann zu Beweiserleichterungen führen. Erinnert sei an die alte Fassung der Berufskrankheit „Meniskopathie", die den Bergmannmeniskus versicherte. Nach Öffnung dieser Berufskrankheit für alle Versicherten entfielen die Beweiserleichterungen. Im Merkblatt zur Berufskrankheit "Meniskopathie" sind z. B. die Bodenleger aufgeführt. Es ist zwischenzeitlich Standardwissen, daß sie die durch die Berufskrankheit „Meniskopathie" versicherte Exposition praktisch nie erfüllen.

Argumentiert wird, wenn man die sog. monosegmentalen Schadensbilder nicht akzeptiere, bliebe ein nur geringer Regelungsinhalt der Verordnung. Auch dieses Problem teilt die Berufskrankheit „Wirbelsäule" mit anderen chirurgisch-orthopädischen Berufskrankheiten.

Argumentiert wird, letztlich sei alles unsicher. Eine Unterscheidung zwischen dem einsegmentalen und mehrsegmentalen Schadensbild sei nicht zu begründen. Dieser negative Argumentationsansatz kann nicht zu einer positiven Akzeptanz des monosegmentalen Schadensbildes führen. Es ist richtig, daß die Berufskrankheiten „Wirbelsäule" auf ebenso schwankendem Boden stehen, wie dies auch für andere chirurgisch-orthopädische Berufskrankheiten gilt. Ebenso wie z. B. zur Berufskrankheit „Meniskopathie" auf eine medizinische Plausibilitätsprüfung nicht verzichtet wird, ist diese auch für die Berufskrankheiten „Wirbelsäule" zu fordern.

Es ist festzuhalten: Beweiserleichterungen oder eine Beweislastumkehr für einzelne Berufsgruppen oder das monosegmentale Schadensbild ergeben sich aus den medizinischen Grundlagen der Verordnung nicht.

Der Zusammenhang zwischen der versicherten Exposition und der bandscheibenbedingten Erkrankung muß in jedem Einzelfall wahrscheinlich sein. Es muß also mehr für als gegen den Zusammenhang sprechen. In Kenntnis der großen Verbreitung des „monosegmentalen" Bandscheibenschadens und in Kenntnis der Verläufe bei Versicherten, die in jungen Jahren „monosegmental" erkranken, – dem einzigen Kollektiv überhaupt, zu dem sichere Verlaufsbeobachtungen vorliegen – ist die realistische Möglichkeit einer allein anlagebedingten Ursache des „monosegmentalen" Schadens nicht in Frage zu stellen. Das bedeutet aber, daß die Wahrscheinlichkeit eines Zusammenhangs der versicherten Exposition mit der „monosegmentalen" bandscheibenbedingten Erkrankung nicht zu begründen ist. Es gibt gute bzw. bessere Argumente dagegen. Der wesentliche Ursachenbeitrag, der durch die BK „Wirbelsäule" versicherten Exposition für die „monosegmentale" bandscheibenbedingte Erkrankung, ist nicht wahrscheinlich zu machen.

Welche Bedeutung hat die richtungsgebende Verschlimmerung im Bereich der BK 2108?

M. Hansis

Einleitung

Die Beschreibung einer „richtungsgebenden Verschlimmerung" eines Leidens setzt voraus, daß
- einerseits dessen eigenständiger Verlauf dem Grunde nach bekannt ist und
- andererseits die Störeinwirkung (Unfall, Berufskrankheit) hinsichtlich Art und Größe charakterisiert werden kann.

Für 2 Krankheitsbilder müssen mithin Kenntnisse über deren Verlaufsgesetzmäßigkeiten vorliegen, – in qualitativer wie in quantitativer Hinsicht – um vom Standpunkt des Gutachters aus („ex post") mit hinreichender Trennschärfe deren Überlagerung analysieren zu können [1]. Nur wenn diese diskriminierende Analyse stattfindet, kann die Frage beantwortet werden, ob und inwieweit der vorgegebene, eigenständige, eigentlich zu erwartende Verlauf der Grunderkrankung durch die sich damit überlagernde berufliche Einwirkung entscheidend modifiziert („richtungsgebend verschlimmert") wurde, so daß schließlich „die gesamte Entwicklung des Leidens durch die berufsbedingte Einwirkung ungünstig beeinflußt wird" [2] (s. auch Beitrag Wolter et al., S. 120–122). Daß die Beurteilung einer richtungsgebenden Verschlimmerung durch berufsbedingte Einwirkungen an der LWS (im Rahmen der Frage nach einer BK 2108) mithin im Augenblick nur schwer möglich ist, liegt auf der Hand. Defizitär ist v. a. das (qualitative und quantitative) Wissen um die Einwirkungsfolgen der übermäßigen beruflichen Belastung.

Beispiele für mögliche richtungsgebende Verschlimmerungen

An 3 Beispielen eigenständiger, nicht berufsbedingter Wirbelsäulenerkrankungen soll gezeigt werden, unter welchen Umständen eine richtungsgebende Verschlimmerung durch berufliche Belastungen in Betracht zu ziehen ist.

Abgelaufene Fraktur und berufliche Einwirkung

Eine ehemalige Fraktur (z. B. des LWK 3) mit Deckplattenimpression und Schädigung der Bandscheibe L2/3, ohne weitere relevante Wirbelkörperformveränderung wird funktionell zu einer Verblockung im Segment L2/3 führen; röntgenologisch zu einer knöchernen Abstützung in diesem Segment. Eine sich aufpfropfende langjährige berufliche Tätigkeit vom Belastungstyp des „Bewegers" (Fliesenleger, Gärtner) wird hier v. a. zur kompensatorisch unphysiologisch ausgeprägten Hypermobilität der Nachbarsegmente führen. Diese findet Ausdruck in einem ausgeprägten Schaden (funktionell und röntgenologisch), welcher bei L1/2 bzw. L3/4 beginnt und nach kranial und kaudal abnimmt.

Vorbestehende Spondylolisthese

Ähnliches ist vorstellbar für den Fall einer *vorbestehenden Spondylolisthese* L5/S1 bei anlagebedingter Spondylolyse. Auch hier kann die berufliche Einwirkung (wiederum mehr beim Tätigkeitstyp des Bewegers als dem des Belasters) in Folge vorbestehender Fixierung des befallenden Segments über eine konsekutive reaktive Hypermobilität in Zusammenhang mit der übermäßigen beruflichen Belastung die Schädigung über die ursprünglich erkrankte Region weit hinaustragen. Erwarten würde man hier z. B. nach eine von kaudal nach kranial abnehmende mehrsegmentale Bandscheibenerkrankung.

Vorbestehende Skoliose

Weist eine LWS vorbestehend eine Seitverbiegung mit Scheitel bei LWK 3 und einem Skoliosewinkel von etwa 15° auf, so erwarten wir als röntgenologische reaktive Zeichen v. a. eine Abstützung in der Konkavität [3]. Ein Maurer (Tätigkeitstyp des „Belasters") wird in Folge erhöhter axialer Lasteinleitung graduell ausgeprägte reaktive Veränderungen erfahren – insbesondere auch an der Konvexität und in den angrenzenden Abschnitten.

Beobachtete Verschleißformen bei Mitarbeitern im Baugewerbe

Zwischen 1. 1. 1994 und 1. 6. 1994 wurden an der hiesigen Klinik 177 Begutachtungen bei Verdacht auf eine BK 2108 überwiegend bei Mitarbeitern im Baugewerbe durchgeführt, hiervon 100 nach Aktenlage und 77 mit Untersuchung. Analysiert man die letzteren, ergibt sich folgendes Bild:

29 oligosegmentale, überwiegend in den 3–4 unteren LWS-Abschnitten lokalisierte Verschleißformen, bei denen hinsichtlich des Schadenbildes u. E. eine BK 2108 wahrscheinlich gemacht werden konnte.

44mal diffuse Verschleißleiden, welche alle Abschnitte der Wirbelsäule gleichermaßen betrafen, ohne erkennbare Bevorzugung eines beruflich besonders belasteten Abschnitts.

4mal monosegmentale Verschleißleiden, überwiegend am lumbosakralen Übergang.

Eine richtungsgebende Verschlimmerung eines zirkumskripten vorbestehenden Leidens durch die besondere berufliche Belastung war überhaupt nur diskutabel in 2 Fällen: Hier wurde jeweils ein Schadensausmaß gefunden, welches weit über das hinausging, welches durch die Grunderkrankung allein zu erwarten und zu erklären war (einmal Skoliose, einmal Spondylolyse). Beides Mal war darüber hinaus die berufliche Exposition weit überschwellenwertig. In diesen beiden Fällen wurde deswegen dem UV-Träger die Anerkennung einer BK 2108 unter der Annahme einer richtungsgebenden Verschlimmerung empfohlen. In den anderen Fällen entsprach das angetroffene Schadensbild dem für die betreffende Grunderkrankung erwarteten.

Zusammenfassung

Die Beurteilung einer richtungsgebenden Verschlimmerung durch die berufliche Belastung eines vorbestehenden Leidens setzt gleichermaßen Kenntnisse über den spontanen Verlauf einer nicht berufsbedingten Grunderkrankung wie über den Spontanverlauf der berufsbezogenen Schädigung voraus. Nur so kann die Interferenz beider Einwirkungsfolgen eingeschätzt werden. Aus diesem Grunde sind die Möglichkeiten, im Rahmen der Begutachtung der BK 2108 in dieser Hinsicht zu reproduzierbaren, standardisierbaren gutachterlichen Schlußfolgerungen zu kommen, noch sehr begrenzt. Anhand dreier eingenständiger Schadensformen und der eigenen Gutachtererfahrung wird über die Möglichkeiten einer approximativen Beurteilung der richtungsgebenden Verschlimmerung berichtet. Wichtig in diesem Zusammenhang erscheint es, zunehmend zwischen verschiedenen berufsbedingten Schadensformen („Heber", „Beweger", „Erschütterer") zu differenzieren.

Literatur

1. Hansis M (1993) BK 2108: Vorschlag für ein ärztliches Beurteilungsschema. Die BG 9:1-3
2. Mertens G, Perlebach E (1994) Die Berufskrankheitenverordnung. Schmidt, Hamburg
3. Jenschura G (1958) Klinik der Skoliose. In: Hohmann G, Hackenbruch M, Lindemann K (Hrsg) Handbuch der Orthopädie. Thieme, Stuttgart

Berufskrankheiten 2108–2110 – Begutachtung

P.-M. Hax und G. Hierholzer

Einleitung

Degenerative Veränderungen der Bandscheiben laufen auch unabhängig von schweren bzw. spezifischen Tätigkeiten im Sinne der BK 2108 und 2110 der BeKV ab und machen sich am häufigsten zwischen dem 20. und 30. und zwischen dem 50. und 60. Lebensjahr bemerkbar. Die Lebenszeitprävalenz von Rückenbeschwerden wird mit bis zu 80% angegeben, unabhängig von körperlicher Belastung. Spondylotische Veränderungen finden sich bei fast 100% der über 50jährigen. Degenerative Wirbelsäulenveränderungen sind demnach als ein normaler Alterungsprozeß anzusehen [14, 17]; 90% aller lumbalen Bandscheibenvorfälle betreffen die Segmente L4/L5 und L5/S1 [9].

Demgegenüber kann es als erwiesen gelten, daß körperliche Schwerarbeit eine vorzeitige und stärkere Wirbelsäulendegeneration verursacht [3, 6, 9]. Es kommt also zu einer Vorverlagerung der Altersabhängigkeit. Als Konsequenz aus dieser Erkenntnis sind mit der 2. Verordnung zur Änderung der Berufskrankheitenverordnung vom 18.12.1992, die im Bundesgesetzblatt mit Gültigkeit ab 1.1.1993 veröffentlicht wurde, bandscheibenbedingte Erkrankungen in die Liste der Berufskrankheiten aufgenommen worden.

BK 2108. Bandscheibenbedingte Erkrankungen der LWS durch langjähriges Heben und Tragen schwerer Lasten oder durch langjährige Tätigkeit in extremer Rumpfbeugehaltung, die zur Unterlassung aller Tätigkeiten gezwungen haben, die für die Entstehung, die Verschlimmerung oder das Wiederaufleben der Krankheit ursächlich waren oder sein können.

BK 2109. Bandscheibenbedingte Erkrankungen der HWS durch langjähriges Tragen schwerer Lasten auf der Schulter, die zur Unterlassung aller Tätigkeiten gezwungen haben, die für die Entstehung, die Verschlimmerung oder das Wiederaufleben der Krankheit ursächlich waren oder sein können.

BK 2110. Bandscheibenbedingte Erkrankungen der LWS durch langjährige, vorwiegend vertikale Einwirkung von Ganzkörperschwingungen im Sitzen, die zur Unterlassung aller Tätigkeiten gezwungen haben, die für die Entstehung, die Verschlimmerung oder das Wiederaufleben der Krankheit ursächlich waren oder sein können.

Dieser Beitrag befaßt sich im wesentlichen mit der BK 2108. Die beiden anderen BK'en spielen eine untergeordnete Rolle, da für ihre Anerkennung arbeitstechnische Voraussetzungen gelten, die unter den heutigen Arbeitsbedingungen nur noch sehr selten erfüllt sind.

Wegen der Latenz und der meist multiplen Kausalität ist eine genaue Zuordnung im Sinne einer Ursachen-Wirkungs-Beziehung sehr erschwert. Nicht jeder, der schwer körperlich arbeitet, muß auch eine vorzeitige Wirbelsäulendegeneration erleiden. Deshalb ist auch nicht von vornherein der Schluß erlaubt, daß eine nachgewiesene Wirbelsäulendegeneration Folge körperlicher Schwerarbeit sein muß. Es gilt im Einzelfall nachzuweisen, daß eine die alterstypische Norm wesentlich überschreitende Degeneration an dem beruflich besonders belasteten Wirbelsäulenabschnitt vorliegt und daß sich diese auch wesentlich von denen an nicht belasteten Wirbelsäulenabschnitten abhebt. Die Wahrscheinlichkeit des ursächlichen Zusammenhanges ist eingehend zu begründen. Dafür gibt es keine Patentlösung. Man kann das Vorliegen dieser Berufskrankheiten nicht beweisen. In jedem Einzelfall müssen alle Argumente und Indizien sorgfältig aufgeführt und gegeneinander abgewogen werden. In der Regel wird man jedoch unter Beachtung und richtiger Wertung aller relevanten Gesichtspunkte zu einer nachvollziehbaren Entscheidung kommen können.

Das ärztliche Gutachten in einem Verfahren zur Feststellung einer BK 2108, 2109 oder 2110 ist immer ein sehr schwieriges Zusammenhangsgutachten. Vieles ist für alle Beteiligten zunächst noch neu. Es empfiehlt sich daher, ein relativ starres Bearbeitungsschema einzuhalten.

Aktenstudium

Die Akte enthält häufig schon zahlreiche, teilweise versteckte Hinweise, die für die Beurteilung der Kausalität wichtig sind. Ein gründliches Aktenstudium sollte unmittelbar nach Erhalt der Akte, also noch vor der Einbestellung des Versicherten stattfinden. Fehlende Unterlagen können dann frühzeitig nachgefordert werden.

Besonderes Augenmerk ist auf ein möglichst vollständiges, also möglichst weit zurückreichendes Vorerkrankungsverzeichnis zu richten. Zu registrieren sind Häufigkeit und Länge der Arbeitsunfähigkeiten wegen LWS-Beschwerden. In welchem Alter und nach wieviel Berufsjahren wurde wegen LWS-Beschwerden erstmalig Arbeitsunfähigkeit attestiert? Wie hat sich das Krankheitsbild in Relation zum zeitlichen Verlauf der beruflichen Belastungen entwickelt?

Beispiel. Ein Versicherter war ca. 10 Jahre als Maurer tätig, dann aber über mehr als 20 Jahre selbständiger, nur noch beschränkt körperlich mitarbeitender Bauunternehmer. Der Beschwerdegipfel bzw. die größte Häufigkeit von Arbeitsunfähigkeitszeiten wegen Rückenbeschwerden fallen erst in die Zeit weit nach Gründung des eigenen Betriebes, im Alter zwischen 55 und 60 Jahren.

Es darf nicht übersehen werden, wenn Arbeitsunfähigkeiten wegen anderer Erkrankungen im Vordergrund gestanden haben. Dann stellt sich nämlich die Frage, ob eine zurückliegende Tätigkeitsaufgabe tatsächlich wegen der Rückenbeschwerden notwendig war. Gehäufte Arbeitsunfähigkeiten wegen degenerativer Veränderungen an anderen Skelettabschnitten geben Hinweise auf ein generalisiertes Verschleißleiden.

Hinweise auf konkurrierende Verursachungskomponenten, insbesondere auf internistischem Fachgebiet, können oft den Berichten der Rentenversicherungsträger über Kurbehandlungen oder Versorgungsamtsbescheiden entnommen werden.

TAD-Stellungnahme

Der Versicherte muß in erheblich höherem Maße als die übrige Bevölkerung einer wirbelsäulenbelastenden Tätigkeit ausgesetzt gewesen sein, damit überhaupt eine Berufskrankheit in Betracht kommt. Als Gutachter bekommt man gelegentlich Gutachtenaufträge ohne eine ausführliche Expositionsanalyse des technischen Aufsichtsdienstes (TAD) vorgelegt. Diese ist jedoch unverzichtbar. Beruf ist nicht mit Tätigkeit gleichzusetzen. Eine Berufsbezeichnung sagt wenig darüber aus, mit welcher Intensität und Häufigkeit jemand rückenbelastend gearbeitet hat. Außerdem gibt es bei diesen BK'en nicht die Beweiserleichterung durch den Anscheinsbeweis.

In einigen BK-Akten befinden sich Aufstellungen über Art, Intensität und Häufigkeit von wirbelsäulenbelastenden Tätigkeiten, die von den Versicherten selbst stammen. Diese dürfen vom Gutachter keinesfalls als Ersatz für eine neutrale und objektive Beurteilung durch den TAD akzeptiert werden. Auch ohne den Hintergrund eines Rentenbegehrens werden Intensität und Häufigkeit der Belastungen vom Betroffenen selbst erfahrungsgemäß überschätzt [16]. Die Angaben sind stark durch die subjektive Verarbeitung des Arbeitsablaufes geprägt. Beispielsweise wird der mit einer starken Suggestivkraft behaftete Begriff „Zwangshaltung" häufig zu großzügig gebraucht.

Eine vorliegende TAD-Stellungnahme ist zunächst dahingehend zu prüfen, ob tatsächlich alle wesentlichen Arbeitsverhältnisse erfaßt sind oder nur die, für die die Berufsgenossenschaft (BG), die das

Verfahren bearbeitet, zuständig ist. Frühere, wesentlich stärker wirbelsäulenbelastende Arbeitsverhältnisse bleiben nicht selten zunächst unberücksichtigt, wenn sie in den Zuständigkeitsbereich einer anderen BG fallen.

Beispiel. Ein 57jähriger Versicherter war mehr als 20 Jahre als LKW-Fahrer im Fernverkehr mit nur gelegentlichen Hebe- und Tragebelastungen beim Be- und Entladen tätig. Bei der Erhebung der Vorgeschichte wurde über eine ca. 10jährige rückenbelastende Tätigkeit im Untertagebergbau in den 50er und 60er Jahren berichtet, die in der TAD-Stellungnahme nicht erwähnt ist, da sie unter die Zuständigkeit einer anderen BG fällt. Es liegt ein einschlägiges Krankheitsbild vor. Der ursächliche Zusammenhang mit den in der TAD-Stellungnahme bisher dokumentierten geringen Belastungen erscheint unwahrscheinlich. Daß die arbeitstechnischen Vorraussetzungen für die 10jährige Tätigkeit als Hauer erfüllt sind, kann zunächst nur vermutet werden und ist durch eine ergänzende TAD-Stellungnahme zu klären.

Es ist auch möglich, daß bei den BK'en 2108 und 2110, die ja beide die LWS betreffen, die Ermittlungen des TAD zunächst ausschließlich in Richtung auf nur eine dieser beiden Berufskrankheiten geführt worden sind, obwohl auch Belastungen im Sinne der jeweils anderen Berufskrankheit vorgelegen und möglicherweise sogar überwogen haben. Gerade im Baugewerbe sind Arbeitsverhältnisse denkbar, die mit Belastungen im Sinne der BK 2108 und 2110 einhergehen. Im Laufe eines Berufslebens kann ein Versicherter auch zeitlich getrennt Wirbelsäulenbelastungen durch Heben und Tragen sowie durch vertikale Einwirkung von Ganzkörperschwingungen erfahren haben, die bei der Prüfung des Tatbestandes der Langjährigkeit zu addieren sind.

Beispiel. Ein 56jähriger Versicherter war mehr als 30 Jahre als „Mädchen für Alles" in einem Straßenbaubetrieb beschäftigt. Im Antrag auf Anerkennung einer BK wurde bei der Schilderung der aktuellen Beschwerden darauf hingewiesen, daß in letzter Zeit beim Überfahren kleinster Bodenunebenheiten mit dem LKW besonders heftige Rückenschmerzen aufgetreten seien. Die Ermittlungen der BG konzentrierten sich demzufolge auf eine mögliche BK 2110. Bei der Befragung anläßlich der Begutachtung gab der Versicherte eine erhebliche Hebe- und Tragebelastung durch häufiges Be- und Entladen von Baumaterial an. Dieses habe er mit dem LKW auch transportiert, aber fast ausschließlich auf Verkehrsstraßen. Obwohl der in den letzten 5 Jahren gefahrene LKW mit einem schwingungsmindernden Sitz ausgestattet war, wurden in der TAD-Stellungnahme bei einer errechneten Beurteilungsschwingstärke von $K_r = 17{,}2$ die arbeitstechnischen Vorraussetzungen für die Anerkennung einer BK 2110 als gegeben erachtet. Es zeigte sich schließlich, daß aufgrund eines Rechenfehlers eine erheblich zu hohe Beurteilungsschwingstärke ermittelt worden war. Die Akte mußte zur Neuberechnung der Beurteilungsschwingstärke und mit der Bitte um zusätzliche arbeitstechnische Ermittlungen in bezug auf eine mögliche BK 2108 zurückgegeben werden.

Das letzte Beispiel zeigt auch, daß der Gutachter auf die Plausibilität der ermittelten Belastungen achten sollte. Ist wirklich streng tätigkeitsbezogen ermittelt worden? Ist individuell oder pauschal anhand von allgemein für bestimmte Tätigkeiten dokumentierten Belastungsprofilen ermittelt worden? Letzteres ist nicht grundsätzlich abzulehnen. Für viele typische Tätigkeiten, etwa im Baugewerbe oder im Bergbau, existieren genaue Dokumentationen. Ob und wie lange eine bestimmte typische Tätigkeit auch tatsächlich ausgeübt wurde, sollte dann aus der TAD-Stellungnahme hervorgehen, so daß diese andererseits auch keinesfalls überflüssig wird.

Eine besonders kritische Prüfung ist bei Berufen bzw. Tätigkeiten angezeigt, die zwar teilweise mit einer Hebe- und Tragebelastung einhergehen, bei denen jedoch auch nicht wirbelsäulenbelastende Tätigkeiten einen nicht unwesentlichen Teil der Arbeitszeit ausmachen, z. B. bei Krankenpflegepersonal oder bei Rettungssanitätern. Es ist zu fragen, ob tatsächlich im konkreten Einzelfall zu einem wesentlichen Zeitanteil und in der überwiegenden Zahl der Arbeitsschichten gehoben oder getragen bzw. in extremer Rumpfbeugehaltung gearbeitet wurde. Eine grundsätzlich andere Situation ist bei Tätigkeiten gegeben, die von vornherein mit einer nahezu ständigen Wirbelsäulenbelastung einhergehen und die dazu häufig noch im Akkord ausgeübt werden, z. B. bei der Tätigkeit eines Hafenumschlagarbeiters oder eines Preßwerkers. Trotzdem wird auch bei Pflegeberufen, sofern die sonstigen arbeitstechnischen Voraussetzungen wie die Zahl der Hebevorgänge mit einem kritischen Lastgewicht pro Schicht erfüllt sind, eine 10jährige Tätigkeit als Voraussetzung für die Anerkennung einer Berufskrankheit als ausreichend erachtet.

Anamnese

Die Anamnese ist für die Kausalitätsbeurteilung wichtiger als die körperliche Untersuchung. Letztere ist nur eine Momentaufnahme des aktuellen Zustandes, häufig schon längere Zeit nach Aufgabe der gefährdenden Tätigkeit oder nach bereits durchgeführter operativer Therapie. Dagegen gibt eine sorgfältige Anamnese einen Überblick über den gesamten Verlauf der Erkrankung. Im Gespräch mit dem Versicherten ergeben sich nicht selten völlig neue Aspekte.

Die Erhebung der medizinischen Vorgeschichte sollte mit der Frage nach den aktuellen Beschwerden beginnen. Deren Lokalisation, Art, Intensität, Anlaß und zeitlicher Ablauf sollten vom Versicherten genau beschrieben werden. Treten Schmerzen kontinuierlich oder intermittierend auf, strahlen sie aus? Wie stellt sich der Tagesablauf in bezug auf bestimmte Tätigkeiten dar? Welche Tätigkeiten werden als besonders wirbelsäulenbelastend empfunden? Sind die Beschwerden am Wochenende geringer oder stärker? Lassen die Schmerzen in Horizontallage nach? Schmerzen in der Glutealregion und in einem oder beiden Beinen nach einer bestimmten Gehstrecke oder nach längerem Stehen, die nach einer Sitzpause abklingen, weisen auf eine Enge des Rückenmarkkanals hin. Ein morgendlicher Anlaufschmerz, der sich durch Bewegung innerhalb kurzer Zeit bessert, dann aber unter Belastung wieder zunimmt, ist beispielsweise typisch für den Spondylotiker [2].

Im weiteren Gespräch ist der zeitliche Verlauf des gesamten Krankheitsbildes zu erfragen, also wann überhaupt zum ersten Mal Wirbelsäulenbeschwerden aufgetreten sind und wie sich das Beschwerdebild im Laufe der Jahre entwickelt hat. Die Zahl der durchschnittlichen Schmerztage pro Monat sowie der Therapien und Krankheitstage pro Jahr sind zu ermitteln, ebenso Art und Erfolg früherer Behandlungen.

Um berufsfremde Ursachen der Beschwerden ausschließen zu können bzw. um Hinweise darauf zu erhalten, muß schließlich nach früheren Unfällen, Verschleißerscheinungen an anderen Gelenken, analogen Krankheitszeichen in der Familie und nach einer rheumatischen Erkrankung gefragt werden, bei Männern außerdem nach Rückenproblemen beim Wehrdienst und ob sie ggf. deswegen davon befreit worden sind.

Die Antworten sind vor dem Hintergrund der zum jeweiligen Zeitpunkt stattgehabten beruflichen Belastung zu sehen und in Relation dazu zu bewerten. Sind z. B. die Beschwerden schon frühzeitig nach Aufnahme der gefährdenden Tätigkeit oder erst wesentlich später in einem Alter von über 55 Jahren aufgetreten? Möglicherweise auffallende Diskrepanzen gegenüber der TAD-Stellungnahme sind zu berücksichtigen und sollten abgeklärt werden.

Fragen nach außergewöhnlichen Wirbelsäulenbelastungen in der Freizeit (Beispiel: Berufsfeuerwehrmann im 24 h Schichtdienst mit angeblicher Hebe- und Tragebelastung als Rettungssanitäter – Maurer während der Freischichten) werden verständlicherweise nicht immer ehrlich beantwortet. Ein Rentenbegehren ist jedoch nicht in jedem Fall zu unterstellen. Viele Anträge auf Anerkennung einer Berufskrankheit werden z. B. von den Krankenkassen gestellt und stoßen bei den Versicherten gelegentlich sogar auf Unverständnis.

Klinische Untersuchung

Der eigentlichen Untersuchung der Wirbelsäule sollte eine orientierende Allgemeinuntersuchung vorausgehen, bei der auch auf die Möglichkeit eines entfernten Sitzes der Erkrankung geachtet wird. Beispielsweise werden ein Hüftgelenkleiden oder eine Arteriitis der Beinarterien gelegentlich als Ischias angesprochen. Lokale Beschwerden können auch die ersten oder einzigen Manifestationen einer generalisierten Erkrankung sein.

Die körperliche Untersuchung im Stehen und im Liegen schließt einen orientierenden neurologischen Status ein, bei Auffälligkeiten ist eine entsprechende Zusatzbegutachtung zu veranlassen. Es dient einer übersichtlichen Gliederung des Untersuchungsbefundes, wenn man sich streng an die Reihenfolge Inspektion, Palpation, Funktionsprüfung hält.

Nach Feststellung allgemeiner Parameter wie Größe, Gewicht und Konstitution beginnt die Inspektion damit, daß man alltägliche Bewegungen genau beobachtet: den Gang, das Setzen auf einen Stuhl und das Aufstehen, das Entkleiden und die Art, wie sich der Patient auf die Untersuchungsliege legt und später wieder von ihr erhebt. Dabei fällt häufig schon die Steifigkeit eines Wirbelsäulenabschnittes auf. Die Wirbelsäulenstatik wird beurteilt, dabei insbesondere auf eine abnorme Geradehaltung der LWS geachtet. Eine eventuelle Seitverbiegung ist dahingehend zu differenzieren, ob es sich um eine anlagebedingte Skoliose oder um eine symptomatische Fehlhaltung handelt. Der Trainingszustand der Muskulatur ist zu bewerten. Man braucht allerdings Erfahrung, um beurteilen zu können, ob die Masse der Muskulatur dem Konstitutionstypus des Untersuchten entspricht oder ungenügend ist.

Durch Palpation werden Verspannungen und isolierte Muskelverhärtungen sowie druckempfindliche Bezirke lokalisiert und die Auslösbarkeit von Dislokationsschmerzen in einem bestimmten Bewegungssegment geprüft. Die Federungspalpation der Dornfortsätze in Bauchlage führt zu einer nahezu isolierten Beanspruchung von 2 benachbarten Bewegungssegmenten mit den dazugehörigen Bandscheiben und Bändern. Wenn man einen Schmerzpunkt lokalisiert, müssen auch die Bewegungsstörung, die Schmerzausstrahlung und ggf. eine neurologische Irritation diesem Segment zugeordnet werden können, bevor eine vertebragene Ursache angenommen werden darf.

Die Gelenke der Wirbelsäule müssen notwendigerweise im Gesamten betrachtet werden, da eine unabhängige Bewegungsprüfung jedes einzelnen Gelenkes nicht möglich ist. Bei der Messung des Fingerbodenabstandes ist darauf zu achten, ob die Rumpfbeugung tatsächlich durch eine Krümmung der Wirbelsäule zustande kommt oder im wesentlichen über eine Beugung der Hüftgelenke. Man sollte sich auch vom Versicherten typische Arbeitshaltungen und Handgriffe demonstrieren und die jeweils dabei auftretenden Beschwerden beschreiben lassen [15].

Für die Kausalitätsbeurteilung erscheint die klinische Untersuchung weniger wichtig, allenfalls für den Nachweis bzw. Ausschluß nicht vertebragener Erkrankungen. Ansonsten ist sie eher für die MdE-Bemessung von Bedeutung (sofern sich diese nicht bei Ablehnung des Zusammenhanges ohnehin erübrigt). Eine Funktionseinschränkung als Voraussetzung für die Anerkennung einer BK ist allerdings zu berücksichtigen.

Laboruntersuchungen

Aus differentialdiagnostischen Erwägungen erscheint es angebracht, grundsätzlich folgende Laboruntersuchungen durchzuführen: kleines Blutbild, Blutsenkung, Blutzucker, HLA-B-27-Antigen, Rheumafaktoren, Harnsäure sowie die Bestimmung der alkalischen und der sauren Phosphatase. Bei konkretem Verdacht auf das Vorliegen einer bestimmten nicht berufsbedingten Erkrankung können evtl. weitere Laboruntersuchungen wie eine Elektrophorese, die Bestimmung des Hydroxyprolins im Urin oder die Messung von Tumormarkern angezeigt sein. Pathologische Werte schließen selbstverständlich eine Berufskrankheit nicht von vornherein aus, können aber im Einzelfall wichtige Hinweise auf nicht berufsbedingte Verursachungskomponenten geben.

Untersuchungen mit bildgebenden Verfahren

Generell sollten zunächst nur Nativröntgenaufnahmen der LWS in 2 Richtungen im Stehen angefertigt werden (bzw. der HWS in 2 Richtungen bei fraglicher BK 2109). Über Art und Umfang weiterer konventioneller Röntgenuntersuchungen oder Untersuchungen mit anderen bildgebenden Verfahren ist danach im Einzelfall je nach Anamnese und klinischem Befund zu entscheiden.

Mit Funktionsaufnahmen lassen sich segmentale Instabilitäten nachweisen. Sofern Defekte in den Interartikularportionen nicht schon auf den Standardprojektionen erkennbar sind, kommen sie auf Schrägaufnahmen gut zur Darstellung. Diese erlauben außerdem eine bessere Beurteilung degenerativer oder anlagebedingter dysplastischer Veränderungen an den Zwischenwirbelgelenken.

Ergeben sich aus der Anamnese oder aus dem klinischen Untersuchungsbefund auch nur scheinbar unbedeutende Hinweise auf irgendeinen krankhaften Befund an der BWS oder lassen die Aufnahmen der LWS an dem meist noch mit abgebildeten untersten Bewegungssegment der BWS degenerative Veränderungen erkennen, so sind zusätzlich Röntgenaufnahmen der BWS in 2 Richtungen angezeigt.

Eine CT-Untersuchung ist nicht grundsätzlich erforderlich, sondern nur bei radikulärem Schmerzsyndrom und bei Claudicatio spinalis mit Verdacht auf Spinalkanalstenose durchzuführen, in Einzelfällen auch zur Abklärung bestimmter degenerativer oder anlagebedingt dysplastischer Veränderungen an Zwischenwirbelgelenken oder Wirbelbögen, die auf den Nativaufnahmen nicht ausreichend beurteilt werden können. Dabei sollten gezielt nur die Segmente untersucht werden, an denen aufgrund des klinischen Befundes auch krankhafte Veränderungen erwartet werden.

Auch die Magnetresonanztomographie (MRT) ist keinesfalls unentbehrlich. Bei mehrsegmentalen radikulären Schmerzsyndromen ist sie der CT allerdings vorzuziehen, weil letztere bei Untersuchung mehrerer Segmente mit einer relativ hohen Strahlenbelastung einhergeht. Die Signalintensität des Bandscheibengewebes im MRT korreliert bekanntlich mit dem Grad der Degeneration. Bei wissenschaftlichen Fragestellungen oder in ausgewählten Einzelfällen, etwa zur Klärung der Zusammenhangsfrage bei einem nach dem Nativröntgenbefund scheinbar monosegmentalen Krankheitsbild, kann daher die MRT-Untersuchung wichtige zusätzliche Informationen liefern.

Die neueren bildgebenden Verfahren CT und MRT haben gezeigt, daß Bandscheibenprotrusionen und -vorfälle durchaus auch klinisch stumm verbleiben können [12].

Diagnosestellung

Aufgrund der erhobenen Befunde ist eine medizinische Diagnose zu stellen und damit insbesondere die Frage zu beantworten, ob eine bandscheibenbedingte Erkrankung der LWS vorliegt, bzw. welche anderen relevanten Veränderungen des Skelettsystems oder sonstiger Organe mit vergleichbaren Symptomen und Befunden festgestellt wurden und abzugrenzen sind. Es ist dazu Stellung zu nehmen, ob die Beschwerden nach Art, Intensität und Lokalisation durch die erhobenen Befunde erklärt werden.

Zu den differentialdiagnostisch abzugrenzenden Veränderungen an der Wirbelsäule zählen neben dem physiologischen, altersbedingten Verschleiß anlagebedingte Anomalien, eine idiopathische Skoliose, posttraumatische Veränderungen, die präsenile Osteoporose, der

Zustand nach einem abgelaufenen Morbus Scheuermann, der Morbus Bechterew und gelegentlich auch Wirbelmetastasen. An eine extravertebrale Genese ist ebenfalls zu denken, z. B. an eine urologische, gynäkologische oder Darmerkrankung, ein Bauchaortenaneurysma, einen retroperitonealen Tumor und an Verschleißerscheinungen an Kreuzdarmbein- oder Hüftgelenken.

Zusammenhangsbeurteilung

Es ist bekanntlich nicht erforderlich, daß die schädigenden Einwirkungen der versicherten Tätigkeit die alleinige oder doch überwiegende Ursache für den Eintritt der BK sind; es genügt, daß sie eine wesentliche Teilursache bilden und daß entgegenstehende Überlegungen als unerheblich angesehen werden können. Bei der Zusammenhangsbeurteilung ist daher zu prüfen, ob die schädigenden Einwirkungen aus der versicherten Tätigkeit zumindest eine solche wesentliche Teilursache für den Eintritt der BK bilden, ob daneben – gegebenenfalls parallel wirkend – auch Einwirkungen aus unversicherten Tätigkeiten oder der privaten Lebenssphäre ursächlich wesentlich beteiligt sind und welche kausale Bedeutung den einzelnen Teilursachen zukommt. Es dürfen aber nur solche Faktoren berücksichtigt werden, die im Sinne des sog. Vollbeweises nachgewiesen sind.

Der Grad der Degeneration wird unter Berücksichtigung der Erkenntnisse über das Ausmaß der beruflichen und außerberuflichen schädigenden Einwirkungen sowie über etwaige anlagebedingte, einen vorzeitigen Verschleiß fördernde Faktoren bewertet. Es ist zu prüfen, ob der Ort der Einwirkung und der Ort der krankhaften Veränderungen übereinstimmen. Bei Schwerlastträgern wurden beispielsweise v. a. im Bereich der unteren BWS und oberen LWS vorzeitige Abnutzungserscheinungen festgestellt. Fortgesetztes Heben von Lasten in gebückter Haltung läßt dagegen eher im Bereich der unteren LWS stärkere degenerative Veränderungen erwarten [5].

Manifestiert sich das Bandscheibenleiden bis etwa zum Ende der 3. Lebensdekade, so wird überwiegend die Auffassung vertreten, daß hierfür allein die Schadensanlage und nicht die versicherte Tätigkeit verantwortlich ist. Konkurrierende Verursachungskomponenten müssen auszuschließen bzw. vernachlässigbar gering sein.

Das Abwägen, welche Ursachen rechtlich wesentlich für den Wirbelsäulenschaden bzw. für die Verschlimmerung eines anlagebedingten degenerativen LWS-Schadens gewesen sind, zählt zu den schwierigsten Aufgaben des medizinischen Sachverständigen überhaupt. Ist die Diagnose eindeutig, sind spezifische berufliche Belastungen nachgewiesen, stimmt der Zeitpunkt der Manifestation nach

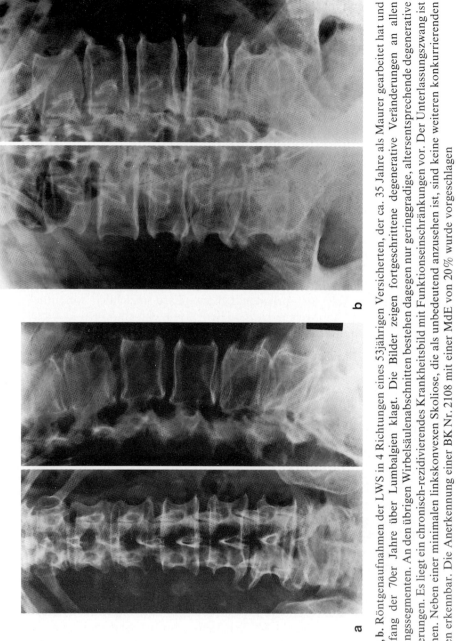

Abb. 1 a, b. Röntgenaufnahmen der LWS in 4 Richtungen eines 53jährigen Versicherten, der ca. 35 Jahre als Maurer gearbeitet hat und seit Anfang der 70er Jahre über Lumbalgien klagt. Die Bilder zeigen fortgeschrittene degenerative Veränderungen an allen Bewegungssegmenten. An den übrigen Wirbelsäulenabschnitten bestehen dagegen nur geringgradige, altersentsprechende degenerative Veränderungen. Es liegt ein chronisch-rezidivierendes Krankheitsbild mit Funktionseinschränkungen vor. Der Unterlassungszwang ist zu bejahen. Neben einer minimalen linkskonvexen Skoliose, die als unbedeutend anzusehen ist, sind keine weiteren konkurrierenden Ursachen erkennbar. Die Anerkennung einer BK Nr. 2108 mit einer MdE von 20% wurde vorgeschlagen

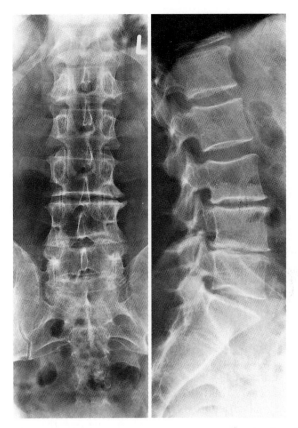

Abb. 2. Röntgenaufnahmen der LWS in 2 Richtungen eines 59jährigen Versicherten, der zwischen 1956 und 1991 verschiedene rückenbelastende Tätigkeiten im Tiefbau und als Pflasterer ausgeübt hat und seit Mitte der 70er Jahre über Rückenbeschwerden klagt. Die Bilder zeigen bei LWK 3/4 und LWK 4/5 jeweils eine fortgeschrittene Osteochondrose, während das ansonsten im Bevölkerungsquerschnitt sehr häufig betroffene Segment LWK 5/SWK 1 altersentsprechend zur Darstellung kommt. Auch am Segment BWK 12/LWK 1 finden sich stärkere degenerative Veränderungen. Da ein chronisch-rezidivierendes Krankheitsbild vorliegt und der Unterlassungszwang zu bejahen ist, wurde die Anerkennung einer BK 2108 mit einer MdE von 10% vorgeschlagen

solchen Belastungen mit der medizinischen Erfahrung überein und liegen auch keine nachweisbaren berufsunabhängigen pathogenetischen Faktoren vor, die die beruflichen Belastungen an Bedeutung klar überwiegen, so ist die Erkrankung zur Anerkennung als BK vorzuschlagen (Abb. 1, 2). Anerkennung wie Ablehnung sind medizinisch und arbeitstechnisch eingehend zu begründen.

Problematik des örtlichen Verteilungsmusters

Eine kontroverse Diskussion wird derzeit darüber geführt, ob eine monosegmentale Bandscheibenerkrankung beruflich verursacht sein kann, oder ob nur der mehrsegmentale Befund die Annahme einer beruflichen Verursachung rechtfertigt.

Bei Krankenschwestern, die wegen einer fraglichen BK 2108 begutachtet wurden, betraf die Erkrankung fast ausschließlich die Segmente L4/L5 oder L5/S1 bzw. eine Kombination dieser beiden Segmente. Eine Verteilung mit Beteiligung mehrerer, auch höherer LWS-Segmente konnte auch bei Personen mit intensiven und langjährigen beruflichen Belastungen nicht gefunden werden (s. auch Beitrag Wolter et al., S. 120–122). Erklärt wird dies durch die regelmäßig gerade bei weiblichen Pflegekräften zu findende muskuläre Insuffizienz in Verbindung mit einem berufsspezifischen Schädigungsmuster, das zu einer besonders hohen Druck- und Scherbeanspruchung der ohnehin mechanisch am stärksten belasteten unteren 2 Bewegungssegmente der LWS führen soll. Bei der beispielsweise für das Baugewerbe überwiegenden Einwirkung axialer Belastungsmomente seien dagegen eher mehrsegmentale Schädigungen zu erwarten. Andererseits wird aber eingeräumt, daß derzeit wenig Daten existierten, um aus den morphologischen Veränderungen an der Wirbelsäule auf eine bestimmte berufliche Ursache schließen zu können. Als Argument für die im wesentlichen belastungsbedingte Genese monosegmentaler Bandscheibenerkrankungen werden auch epidemiologische Studien angeführt [1], nach denen höhergradige degenerative Veränderungen am Segment L5/S1 bei Schwerarbeitern, die beruflich einer erheblichen Belastung durch Heben oder Tragen schwerer Lasten ausgesetzt waren, im Vergleich zur unbelasteten Wohnbevölkerung um mehr als den Faktor 2 gehäuft auftraten [7].

Die *nicht* ausreichende Wahrscheinlichkeit des ursächlichen Zusammenhanges zwischen besonderen beruflichen Belastungen und einer monosegmentalen Bandscheibenerkrankung wird u. a. damit begründet, daß sich über 90% aller Bandscheibenveränderungen an der LWS im Bevölkerungsquerschnitt in den beiden unteren Segmenten L4/L5 und L5/S1 manifestieren (Abb. 3). Da diese Veränderungen im Kollektiv der Gesamtbevölkerung keinerlei Relation zu einer Belastung durch eine besondere Tätigkeit zeigten, sei ein wesentlicher Ursachenbeitrag einer besonderen beruflichen Belastung nicht zu begründen [10, 11]. Gegen den Zusammenhang sprechen auch die Ergebnisse biomechanischer Modellberechnungen, nach denen alle Belastungsvorgänge am Achsenorgan grundsätzlich nicht nur ein Bewegungssegment erfassen [8]. Belastungen laufen zwangsläufig über sämtliche Segmente hinweg. Während eines Bewegungsablaufes

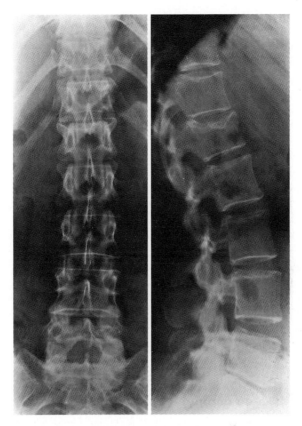

Abb. 3. Röntgenaufnahmen der LWS in 2 Richtungen einer 38jährigen Hausfrau, die wegen eines Kompressionsbruches des 1. Lendenwirbelkörpers notfallmäßig stationär aufgenommen wurde. Obwohl die Ausübung einer rückenbelastenden Tätigkeit über einen längeren Zeitraum auszuschließen ist, kommt als Nebenbefund eine ausgeprägte Osteochondrose bei LWK 5/SWK 1 zur Darstellung

unter Belastung gelangen pro Zeiteinheit unterschiedliche Segmente jeweils unter Maximaldruck. Daher müßte an den übrigen Segmenten zumindest ein Anfangsbefund erhoben werden können, um bei einem mono- oder auch bisegmentalen Schadensbild bei L4/L5 und/oder L5/S1 eine berufsbedingte Verursachung wahrscheinlich machen zu können (Abb. 4). Als Anfangsbefund kann nur gewertet werden, was über das lebensalterstypische Ausmaß an Verschleißschaden hinausgeht.

Der Trainingszustand der Muskulatur hat offensichtlich auf die Entstehung degenerativer Wirbelsäulenveränderungen einen wesentlichen Einfluß [13]. Sonst wäre es nicht erklärbar, daß beispielsweise

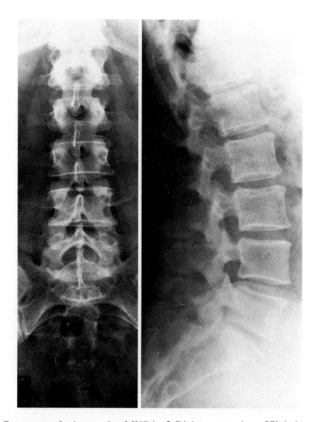

Abb. 4. Röntgenaufnahmen der LWS in 2 Richtungen einer 57jährigen, übergewichtigen Versicherten, die von 1962–1980 eine rückenbelastende Tätigkeit in einer Paketverteilungsstelle der Post ausgeübt hat, danach bis 1991 eine nicht rückenbelastende Tätigkeit im Fernmeldeamt. Erste Beschwerden werden seit 1989 angegeben, 1991 akute Schmerzverstärkung mit Nachweis eines Bandscheibenvorfalles bei LWK 5/SWK 1. Die Bilder zeigen eine Osteochondrose bei LWK 5/SWK 1, während die übrigen Bewegungssegmente der LWS altersentsprechend zur Darstellung kommen. Eine BK Nr. 2108 ist schon deshalb abzulehnen, weil die gefährdende Tätigkeit vor dem 1. April 1988 aufgegeben wurde. Gegen den ursächlichen Zusammenhang sprechen aber auch das Übergewicht (1,71 m, 84 kg) sowie die Tatsache, daß es sich um ein monosegmentales Schadensbild an einem Bewegungssegment handelt, das im Bevölkerungsquerschnitt häufig von Bandscheibenvorfällen betroffen ist

bei Gewichthebern nicht selten keine bzw. keine außergewöhnlichen Verschleißerscheinungen beobachtet werden. Die überragende Bedeutung der Muskulatur würde auch erklären, warum Krankenschwestern, die sicherlich weniger schwer und seltener heben und tragen als z. B. Maurer, die aber bekanntermaßen häufig eine

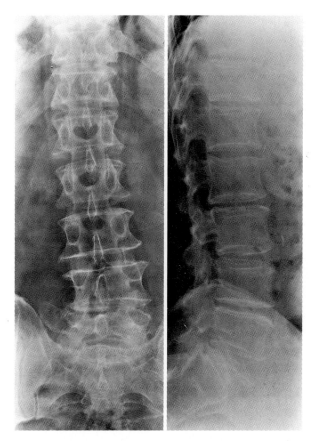

Abb. 5. Röntgenaufnahmen der LWS in 2 Richtungen eines 53jährigen Versicherten, der 28 Jahre als Maurer im Feuerungsbau tätig war. Bei anlagebedinger tiefer lumbaler Skoliose mit schrägem Abgang der LWS aus dem Kreuzbein erscheint es sehr unwahrscheinlich, daß die angegebenen rezidivierenden Lumbalgien durch die rückenbelastende Tätigkeit wesentlich verursacht worden sind

ausgeprägte Insuffizienz der Rumpfmuskulatur haben, überdurchschnittlich häufig unter Rückenbeschwerden leiden. Ob damit aber auch eine grundsätzlich andere Belastung der Wirbelsäule einhergeht, die typischerweise zu monosegmentalen oder bisegmentalen Veränderungen bei L4/L5 und/oder L5/S1 führt, ist z. Z. nur eine Hypothese.

Die Frage, ob eine monosegmentale Bandscheibenerkrankung beruflich verursacht sein kann oder nicht, sollte andererseits aus folgenden Gründen auch nicht überbewertet werden: Nicht selten findet man eben doch bei näherer Betrachtung auch an den Nachbarsegmenten degenerative Veränderungen, so daß dann nicht mehr von einem wirklich *mono*segmentalen Krankheitsbild gesprochen werden kann. In Zweifelsfällen könnte beispielsweise durch eine MRT-Untersuchung festgestellt werden, ob und in welchem Ausmaß die Zwischenwirbelscheiben der Nachbarsegmente degeneriert sind, erkennbar an der vom Hydratationsgrad abhängigen Signalintensität im T_2-gewichteten Bild. Gegen die Überbewertung der Frage spricht auch, daß gerade bei monosegmentalen Krankheitsbildern häufig lokal konkurrierende Verursachungskomponenten zu finden sind wie eine Hyperlordose mit zu steilem Ferguson-Winkel, Dysplasien der Gelenkfortsätze, tiefe lumbale Skoliosen (Abb. 5) oder Spondylolysen (Abb. 6). Dies würde dann den Ausschluß einer Berufskrankheit bedeuten, weil bei einem im Bevölkerungsquerschnitt häufigen Krankheitsbild ohnehin besonders hohe Anforderungen an die Beweisführung zu stellen wären. Schließlich ist das örtliche Verteilungsmuster der degenerativen Veränderungen nur eines von mehreren Kriterien, die bei der Zusammenhangsbeurteilung berücksichtigt werden müssen, und bei sorgfältiger Bewertung *aller* Indizien selten noch von entscheidender Bedeutung.

Neben den oben genannten lokalen sind als weitere konkurrierende Veränderungen Adipositas, Osteoporose, Skoliose, der Morbus Bechterew und ein Zustand nach Morbus Scheuermann zu nennen. Zeichen einer durchgemachten Scheuermann-Erkrankung sind bei fast einem Drittel der Bevölkerung zu finden. Der Morbus Scheuermann ist zwar eine Erkrankung der thorakalen und thorakolumbalen Wirbelsäule, verursacht aber als Spätfolge ausgeprägte lumbosakrale Beschwerden. Derartige Wirbelsäulen neigen zu einem vorzeitigen und vermehrten Verschleiß. Der lumbale Befall betrifft meistens die Wirbelkörper L1–L3. Durch eine leicht keilförmige Deformierung der Wirbelkörper wird die physiologische Lendenlordose aufgehoben. Diese Fehlform prädestiniert zu Kreuzschmerzen und kann über die unphysiologische Belastung der Lumbosakralbandscheibe zum Bandscheibenvorfall führen [2] (Abb. 7).

Dagegen stellt ein unvollständiger Bogenschluß mit fehlendem Dornfortsatz (Spina bifida occulta), sofern er nicht schon im Kindesalter zu neurologischen Ausfallserscheinungen geführt hat, einen unbedeutenden Nebenbefund dar. Biomechanisch ist ein Einfluß auf die Entstehung von bandscheibenbedingten Erkrankungen nicht gegeben. Ebensowenig besteht beim Vorliegen eines Übergangswirbels eine Disposition zum Bandscheibenvorfall. Ein primär enger Spinalkanal kann zwar Beschwerden im Sinne einer Claudicatio intermittens nervosa verursachen und die Symptome eines Bandscheibenvorfalles verschlimmern, kommt aber als *Ursache* degenerativer Wirbelsäulenveränderungen nicht in Betracht.

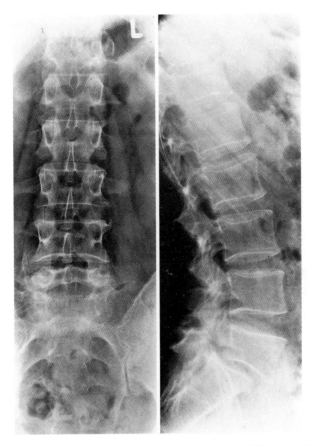

Abb. 6. Röntgenaufnahmen der LWS in 2 Richtungen eines 53jährigen Versicherten, der gut 20 Jahre im Schildausbau unter Tage tätig war. Die Spondylolyse mit Wirbelgleiten bei LWK 5/SWK 1 beruht auf einer im Wachstumsalter entstandenen Defektbildung in den Inerartikularportionen von LWK 5, eine berufsbedingte Genese ist auszuschließen. Die übrigen Bewegungssegmente der LWS zeigen allenfalls geringfügige degenerative Veränderungen. Das Vorliegen einer BK Nr. 2108 wurde für unwahrscheinlich erachtet

Weitgehende Einigkeit unter den verschiedenen Gutachtern besteht darüber, daß ein polysegmentaler Befall, also eine annähernd gleichmäßige, diffuse Degeneration aller drei Wirbelsäulenabschnitte, für einen schicksalhaften Verschleiß und gegen das Vorliegen einer Berufskrankheit spricht (Abb. 8, s. S. 154/155). Häufig finden sich auch degenerative Veränderungen an den Extremitätengelenken oder disponierende Allgemeinerkrankungen wie Osteoporose, Diabetes mellitus oder Hyperurikämie.

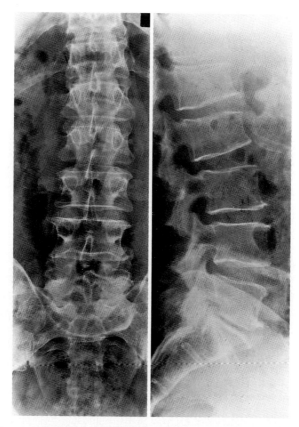

Abb. 7. Röntgenaufnahmen der LWS in 2 Richtungen eines 58jährigen Versicherten, der ca. 30 Jahre als Maurer gearbeitet hat. Die Bilder zeigen eine ausgeprägte Osteochondrose bei LWK 5/SWK 1, während an den übrigen Bewegungssegmenten der LWS nur minimale, im wesentlichen altersentsprechende Verschleißerscheinungen erkennbar sind. Auffällig ist aber auch eine Keilwirbelbildung von LWK 1 und 2 als Folge eines M. Scheuermann. Die dadurch veränderte Statik der Wirbelsäule hat zu einer Überbelastung der präsakralen Bandscheibe geführt. Dies spricht neben der monosegmentalen Ausprägung des Krankheitsbildes gegen eine wesentliche berufliche Verursachung

Eine BK kann im Sinne der Entstehung oder im Sinne der Verschlimmerung verursacht sein. Im Anschluß an die Beantwortung der Kausalitätsfrage hat sich der Gutachter dazu zu äußern und gegebenenfalls auch zwischen einer vorübergehenden oder einer dauernden Verschlimmerung zu unterscheiden. Eine Anerkennung im Sinne der Verschlimmerung kommt nur in Betracht, wenn die nunmehr als BK zu beurteilende Erkrankung als sogenanntes Grundleiden schon bei Beginn der schädigenden beruflichen Noxen nachweislich als Krankheit im Rechtssinne bestanden hat.

Prüfung des Unterlassungstatbestandes

Wenn die versicherte Tätigkeit tatsächlich den LWS-Schaden rechtlich wesentlich verursacht hat, ist darüber hinaus festzustellen, ob ein zurückliegendes Aufgeben der beruflichen Tätigkeit durch den Wirbelsäulenschaden erzwungen wurde.

Stellungnahme zur Prävention

Sind die medizinischen Voraussetzungen für eine Berufskrankheit nicht erfüllt, muß dazu Stellung genommen werden, ob die konkrete Gefahr der Entstehung einer solchen BK bei Fortsetzung der Berufstätigkeit besteht. Das Risiko der Entstehung einer BK muß gegenüber anderen Versicherten bei einer vergleichbaren Tätigkeit erhöht sein. In dem Gutachten ist darzulegen, ob aufgrund der Ausprägung der mit der Berufstätigkeit verbundenen Belastungen der LWS, der erhobenen Befunde und dem Erkrankungsverlauf sowie gegebenenfalls einer schon erkennbaren Befundverschlechterung durch die beruflichen Belastungen mit der Entstehung einer BK gerechnet werden muß. Es müssen also chronische oder chronisch-rezidivierende Beschwerden *und* Funktionsausfälle vorliegen, die therapeutisch noch kompensiert werden können und den Unterlassungstatbestand *noch nicht* begründen. Der beruflichen Einwirkung muß die Bedeutung einer rechtlich wesentlichen (Teil-)Ursache zukommen. Die gegebenenfalls zu ergreifenden Maßnahmen zur Beseitigung dieser Gefahr sind vom Gutachter anzugeben, das heißt es sind die Tätigkeiten zu benennen, die vom Versicherten in Zukunft zu unterlassen sind.

MdE-Einschätzung

Die Feststellung einer Berufskrankheit verbindet sich mit der Aufgabe, die Einschätzung der MdE ab dem Zeitpunkt vorzunehmen, mit dem der Versicherte die mit den besonderen schädigenden Einwirkungen verbundene berufliche Tätigkeit unterlassen hat. Der Grad der MdE ist aus den objektivierten Funktionseinschränkungen abzuleiten. Der alleinige Nachweis morphologischer Veränderungen begrün-

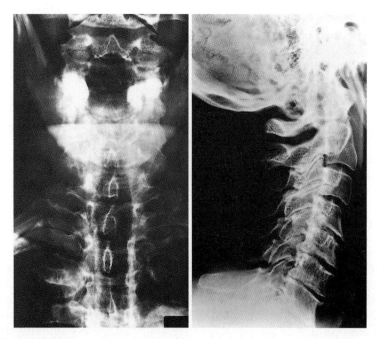

Abb. 8a. Legende s. unten

det keine MdE. In der Regel wird ein berufsbedingter Wirbelsäulenschaden mit Funktionseinschränkung und ohne Nervenausfälle mit einer MdE von 10%, bei sehr ausgeprägten Veränderungen bis zu 20% bewertet. Eine noch höhere Einschätzung ist nur im Ausnahmefall und meist auch nur bei gleichzeitigem Nachweis von Lähmungen zu begründen.

⟶

Abb. 8a–c. Röntgenaufnahmen der HWS, BWS und LWS eines 55jährigen Versicherten, der während einer über ca. 25 Jahre ausgeübten Tätigkeit als Getränkeauslieferer einer überdurchschnittlichen Hebe- und Tragebelastung im Sinne der BK Nr. 2108 ausgesetzt war. Es kommen fortgeschrittene Verschleißerscheinungen zur Darstellung, die weitgehend gleichmäßig alle 3 Wirbelsäulenabschnitte betreffen. Dieser Befund spricht für einen schicksalhaften Verschleiß des Bewegungsapparates und gegen die wesentliche Ursächlichkeit der beruflichen Belastung

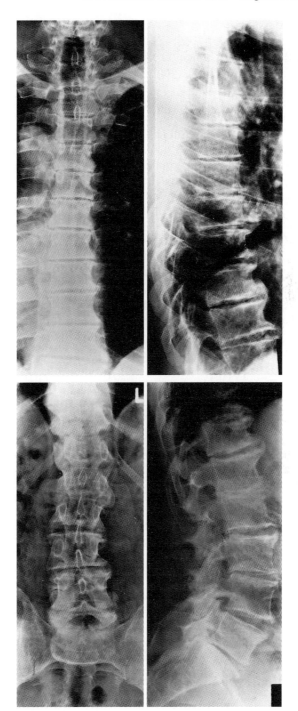

Abb. 8b

Abb. 8c

Zusammenfassung

Die Beurteilung des Ursachenzusammenhanges bei einer fraglichen BK 2108, 2109 oder 2110 stellt höchste Anforderungen an den ärztlichen Gutachter, insbesondere weil degenerative Wirbelsäulenveränderungen auch unabhängig von beruflichen Belastungen häufig sind. Unabdingbare Voraussetzungen sind eine sorgfältige und umfassende Erhebung der Vorgeschichte, der aktuellen Beschwerden und des klinischen Befundes, die kritische Bewertung einer detaillierten Expositionsanalyse sowie die sachkundige Beurteilung der mit bildgebenden Verfahren erhobenen Befunde, jeweils unter besonderer Berücksichtigung möglicher berufsfremder Ursachen. Für die Bejahung des Zusammenhanges genügt es, daß die schädigenden Einwirkungen der versicherten Tätigkeit eine wesentliche Teilursache bilden. Anerkennung wie Ablehnung sind eingehend zu begründen. Der Unterlassungszwang ist von medizinischer Seite zu beurteilen; es genügt ein Zwang zum Unterlassen der gefährdenden Tätigkeiten. Wird vom Gutachter zunächst nur die konkrete und individuelle Gefahr gesehen, daß eine BK entsteht, so sind die gemäß § 3 Abs. 1 BeKV zu ergreifenden Maßnahmen zur Beseitigung dieser Gefahr von ihm anzugeben. Je nach Ausprägung der Funktionseinschränkung und eventueller Nervenausfälle wird ein berufsbedingter Wirbelsäulenschaden mit einer MdE von 10 bis maximal 30 v. H. bewertet.

Literatur

1. Bolm-Audorff U (1994) BK Nr. 2108 bis 2110 – Standortbestimmung aus der Sicht des Gewerbearztes. In: Hierholzer G, Kunze G, Peters D (Hrsg) Gutachtenkolloquium 9. Springer, Berlin Heidelberg New York Tokyo (im Druck)
2. Brocher JEW, Willert HG (1980) Differentialdiagnose der Wirbelsäulenerkrankungen, 6. Aufl. Thieme, Stuttgart
3. Cai R, Laurig W, Schütte M, Yang L (1992) Ätiologische Faktoren von Wirbelsäulenerkrankungen in einem chinesischen Hüttenkombinat. Med Orthop Tech 112:296–300
4. Heap DC (1987) Low back injuries in nursing staff. J Soc Occup Med 37:66–69
5. Heuchert G (1987) Krankheiten durch fortgesetzte mechanische Überlastung des Bewegungsapparates (BK Nr. 70–75). In: Konetzke G (Hrsg) Berufskrankheiten – Gesetzliche Grundlagen zur Meldung, Begutachtung und Entschädigung. Volk und Gesundheit, Berlin, S 104–113
6. Hult L (1954) The munkfors investigation. Acta Orthop Scand [Suppl] 16:7–75
7. Hult L (1954) Cervical, dorsal and lumbar spinal syndromes, a field investigation of a non-selected material of 1200 workers in different

occupations with special reference to disc degeneration and so-called muscular rheumatism. Acta Orthop Scand [Suppl] 17:1–120
8. Jäger M, Luttmann A (1989) Biomechanical analysis and assessment of lumbar stress during load lifting using a dynamic 19-segment human model. Ergonomics 32:93–112
9. Kelsey JL, Githens PB, White AA et al. (1984) An epidemiologic study of lifting and twisting on the job and risk for acute prolapsed lumbar intervertebral disc. J Orthop Res 2:61–66
10. Ludolph E, Besig K (1993) Die Berufskrankheiten „Wirbelsäule" – Ein- oder mehrsegmentales Schadensbild? Aktuel Traumatol 23:255–256
11. Ludolph E, Schröter F (1993) Die Berufskrankheiten „Wirbelsäule" – Gutachtliche Überlegungen. Arbeitsmed Sozialmed Umweltmed 28:457–461
12. Powell MC, Wilson M, Szypryt P, Symonds EM, Worthington BS (1986) Prevalence of lumbar disc degeneration observed by magnetic resonance in symptomless women. Lancet 2(8520):1366–1370
13. Roy SH, De Luca CJ, Casavant DA (1989) Lumbar muscle fatigue and chronic lower back pain. Spine 14:992–1001
14. Schmorl G, Junghanns H (1968) Die gesunde und kranke Wirbelsäule in Röntgenbild und Klinik, 5. Aufl. Thieme, Stuttgart
15. Schröter F (1984) Begutachtung der Wirbelsäule mit Verwendung eines Meßblattes. Med Sach 80:114–118
16. Uhl JE, Wilkinson WE, Wilkinson CS (1987) Occupational hazards in the work place. Back injuries among nursing personnel. Paper presented at 22nd International Congress on Occupational Health, Syndney, Australia
17. Vernon-Roberts B, Pirie CJ (1977) Degenerative changes in the intervertebral discs and their sequale. Rheumat Rehab 16:13–18

Teil IV
Bisherige Erfahrungen,
Falldiskussion, Zukunftsaspekte

Bisherige Erfahrungen mit der Begutachtung im Pflegebereich

K. Seide und D. Wolter

Einleitung

Im Rahmen des Forschungsprojekts der BGW am Berufsgenossenschaftlichen Unfallkrankenhaus Hamburg wurden bis jetzt 217 Krankenschwestern und Krankenpfleger gutachterlich zur BK 2108 untersucht; 140 Gutachten sind fertiggestellt. Die Untersuchung und die Beurteilung erfolgen anhand eines von uns entwickelten, standardisierten Erfassungsbogens, welcher die statistische Auswertung mit dem Computer ermöglicht.

Ich möchte Ihnen zum einen unsere Vorgehensweise und Beurteilungskriterien erläutern, zum anderen einige statistische Zusammenstellungen zu den erhobenen Befunden zeigen. Bitte beachten Sie, daß es sich um ein in mehrfacher Hinsicht selektiertes Kollektiv handelt und die Statistik somit lediglich als Diskussionsgrundlage und nicht im Sinne der Bearbeitung einer Hypothese zu verstehen ist.

Kriterien für die Begutachtung

Im Rahmen der ärztlichen Begutachtung zu BK 2108 ist zu beurteilen, ob:

- eine schädigende Einwirkung durch Heben und Tragen schwerer Lasten oder Tätigkeiten in extremer Rumpfbeugehaltung,
- eine bandscheibenbedingte Erkrankung der LWS,
- die Langjährigkeit und
- ein Zwang zur Aufgabe der belastenden Tätigkeiten vorliegen.

Wir die Anerkennung als BK vorgeschlagen, ist darüber hinaus die Einschätzung der MdE vorzunehmen.

Schädigende Einwirkung

Eine von uns durchgeführte Literaturstudie ergab, daß bei Krankenschwestern Rückenprobleme gegenüber der normalen berufstätigen Bevölkerung etwa doppelt so häufig auftreten [1, 3, 7, 9, 12]. Anhaltspunkte zum Vergleich der Belastung zwischen verschiedenen medizinischen Fachbereichen finden sich in einer Arbeit von Venning [11] – die größte Belastung findet man für die Schwerst- und Langzeitpflege, sowie für Orthopädie und Unfallchirurgie. Eine erhebliche Reduktion der Belastung ist durch mechanische Hilfen, wie z. B. Patientenlifter, zu erreichen [8].

Im Rahmen unserer Begutachtung wurde als überwiegende Tätigkeit am häufigsten die Altenpflege, die Chirurgie und die innere Medizin angegeben (Abb. 1). Dies entspricht den in der Literatur gefundenen erhöhten Risiken für diese Gruppen. Allerdings ist zu bedenken, daß auch die überwiegende Anzahl aller Schwestern in den sog. großen Fächern, wie innere Medizin und Chirurgie tätig sind; 59% der Antragstellerinnen und Antragsteller hatten die Tätigkeit bereits aufgegeben. Bei der Dauer wurden Tätigkeiten ohne regelmäßiges Heben, etwa in EKG, nicht berücksichtigt.

Bandscheibenbedingte Erkrankung

Kriterien für das Vorliegen einer bandscheibenbedingten Erkrankung sind einerseits der gesicherte Bandscheibenvorfall, andererseits

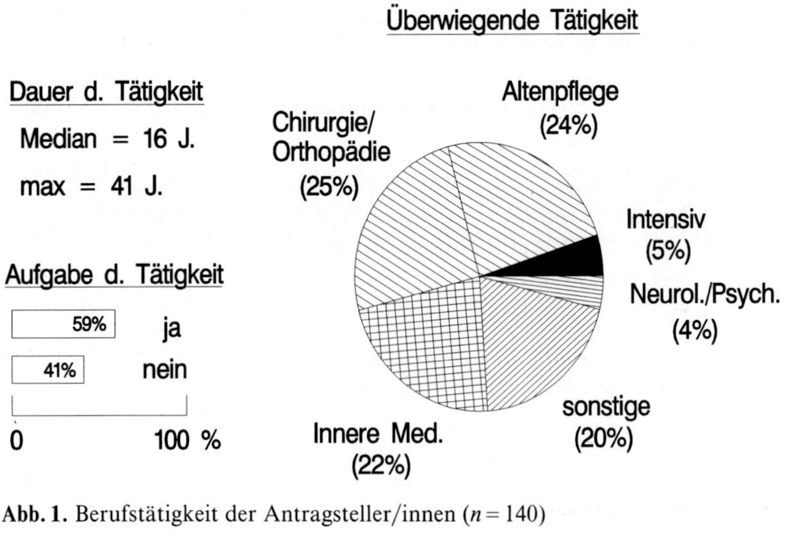

Abb. 1. Berufstätigkeit der Antragsteller/innen ($n = 140$)

Tabelle 1. Festgestellte Diagnosen bezüglich des Verdachts auf das Vorliegen einer LWS-Erkrankung

	Anzahl
Bandscheibendegeneration mit Prolaps	61
Bandscheibendegeneration ohne Prolaps	42
Fehlstatik (z. B. Skoliose, Hyperlordose)	17
Muskuläre Insuffizienz	5
Psychische Rückenschmerzen	3
Spondylolisthesis	2
Arthrose Iliosakralfugen	2
M. Scheuermann	2
Sonstige	6

Schmerzsyndrome wie die akute Lumbago und die Lumboischialgie, sowie neurologische Ausfälle.

Röntgenologisch darstellbare degenerative Veränderungen der Bandscheiben und der Bewegungssegmente sind in der Normalbevölkerung häufig zu finden. Deshalb sind diese nur als Krankheit zu werten, wenn sie im Vergleich zum natürlichen Verlauf in einem früheren Alter auftreten – sog. Linksverschiebung – und wenn sie mit Funktionseinschränkungen, wie Bewegungseinschränkungen oder Instabilität verbunden sind.

Bei 103 der 140 Antragsteller/innen fand sich eine Bandscheibenerkrankung (in über der Hälfte der Fälle mit einem abgelaufenen Bandscheibenprolaps, Tabelle 1). Die Bandscheibenerkrankungen betrafen nahezu ausschließlich die Bewegungssegmente L4/L5 und L5/S1; ein Befall höherer Segmente, insbesondere aber auch ein Befall von mehr als 2 Segmenten war nur selten zu finden (Abb. 2). Dies entspricht etwa der Verteilung von Bandscheibenschäden in der Normalbevölkerung; Anhaltspunkte für ein berufsspezifisches Schädigungsmuster bei Krankenschwestern oder Pflegern ergaben sich nicht. Insbesondere zeigen die Zahlen aber auch, daß eine Unterscheidung zwischen Mono- oder bisegmentalem und oligosegmentalem Befall bei Krankenschwestern kein verwertbares Entscheidungskriterium darstellt.

Bandscheibenvorfälle sind typische Erkrankungen des mittleren Lebensalters. In dem von uns untersuchten Kollektiv findet sich ein Maximum um das 35. Lebensjahr (Abb. 3). In der Literatur wird das Maximum im Alter von 40–45 Jahren angegeben, so daß u. E. Hinweise für eine Linksverschiebung bestehen. Dies steht in Übereinstimmung mit Überlegungen, daß Schwestern insbesondere durch

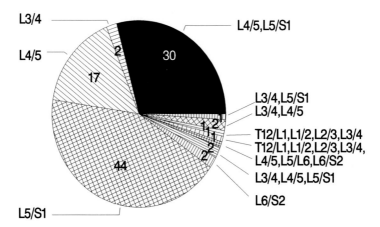

Abb. 2. Befallene Segmente bei Antragsteller/innen mit Bandscheibenerkrankung ($n = 103$)

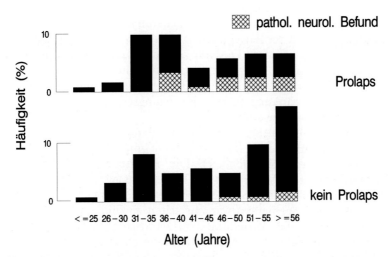

Abb. 3. Altersverteilung bei Antragsteller/innen mit und ohne Bandscheibenprolaps. Häufigkeitsverteilung pathologischer neurologischer Befunde

plötzliche, asymmetrische Belastungen bei untrainierter Muskulatur gefährdet sind, welche durch rezidivierende Überlastungen des Faserrings Bandscheibenvorfälle begünstigen würden.

Die Altersverteilung für die nativ-röntgenologisch darstellbaren degenerativen Veränderungen (Abb. 4) zeigen erwartungsgemäß eine deutliche Zunahme mit höherem Lebensalter, dies gilt insbesondere für die Spondylose.

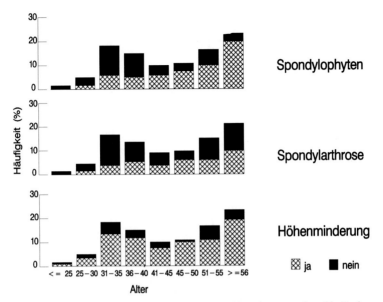

Abb. 4. Altersverteilung röntgenologisch dargestellter degenerativer Veränderungen. Die *Säulen* zeigen die Häufigkeit der Antragsteller mit Veränderungen im Verhältnis zum Gesamtkollektiv

Die Analyse dieser Daten legt nahe, verschiedene Gruppen von Antragstellern gegeneinander abzugrenzen (Abb. 3).

Zum einen junge Menschen ohne degenerative Veränderungen und ohne Prolaps; hier lag in der Regel eine muskuläre Insuffizienz vor. Antragsteller im mittleren Lebensalter mit abgelaufenem Bandscheibenprolaps, ebenfalls oft ohne jegliche weitere röntgenologisch nachweisbare degenerative Veränderungen bei häufig sehr guter Funktion – diese waren typische § 3-Fälle. Zum anderen Antragsteller im höheren Lebensalter mit deutlichen degenerativen Veränderungen und teilweise mit, teilweise ohne Prolaps.

Konkurrierende gesundheitliche Veränderungen

Die Unfallversicherung schützt den Versicherten in dem Gesundheitszustand, in dem er sich bei Aufnahme seiner Tätigkeit befindet, vorbestehende Wirbelsäulenveränderungen sprechen also in der Regel nicht gegen die Annahme einer Berufserkrankung.

Hier muß unterschieden werden zwischen dem natürlichen Verlauf, d. h., wenn die belastende Tätigkeit nicht durchgeführt worden wäre und dem gefundenen Verlauf. Besonders häufig mußte diese schwierige Abwägung beim Vorliegen einer Skoliose, welche im natürlichen Verlauf häufig zu Bandscheibenschäden führt, getroffen werden.

Langjährigkeit

Zur Überprüfung der Langjährigkeit ist die Feststellung des Zeitpunktes der Erstmanifestation von besonderer Bedeutung. Im untersuchten Kollektiv fand sich bei einer mittleren Dauer der anzuerkennenden, schädigenden Tätigkeiten von im Median 16 Jahren (Quartilsbereich 11–22 Jahre), nach Analyse der dokumentierten Vorgeschichte ein mittlerer Zeitpunkt für das erstmalige Auftreten einer wesentlichen Bandscheibenerkrankung von im Median 11 Jahren (Quartilsbereich 4–14 Jahre). Die ärztliche Beurteilung der Langjährigkeit war somit ein wesentliches Kriterium der Begutachtung.

Zwang zur Aufgabe der belastenden Tätigkeiten

Liegt eine Bandscheibenerkrankung vor, so ist die Belastbarkeit der LWS und der Zwang zur Aufgabe der belastenden Tätigkeiten zu beurteilen. Anhaltspunkte für die Belastbarkeit der erkrankten LWS fanden wir bisher lediglich in den „social security administration regulations" der USA [2]. Beispielhaft möchte ich darauf hinweisen, daß für einen konservativ behandelten Bandscheibenvorfall keine Einschränkung der Hebelasten, bei chronischen Kreuzschmerzen Lasten bis 23 kg für gelegentliches Heben und 12 kg bei regelmäßigem Heben angegeben sind. Besteht zum Zeitpunkt der Begutachtung kein Zwang zur Aufgabe der belastenden Tätigkeiten, jedoch aufgrund einer verminderten Belastbarkeit die konkrete Gefahr einer Berufserkrankung, so ist vorbeugendes Handeln der BG nach Paragraph 3 BEKV zu empfehlen. Neben organisatorisch technischen Maßnahmen am Arbeitsplatz ist insbesondere die Rückenschule zu nennen.

MdE

Die Empfehlung der MdE erfolgt anhand der festgestellten Funktion in Anlehnung an die Werte der Unfallbegutachtung.

Zur objektiven Messung der Bewegungsausmaße setzen wir das Triflexometer [10] ein; dieses Gerät ermöglicht mit Hilfe von elektronischen Sensoren die exakte und objektive Messung der Bewegungsausmaße und der Wirbelsäulenkontur, es hat sich auch sehr gut bewährt zur Beurteilung einer Agravationstendenz.

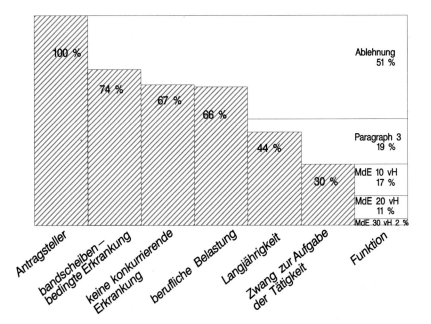

Abb. 5. Einfluß der Begutachtungskriterien auf die Entscheidungsfindung. Die *Säulen* zeigen die verbliebenen Anteile der Antragsteller nach sukzessiver Anwendung der einzelnen Kriterien

Ergebnisse der Begutachtung

Bei 74% der Antragsteller lag eine bandscheibenbedingte Erkrankung vor (Abb. 5). Wesentliche konkurrierende Erkrankungen, welche zur Ablehnung einer Berufserkrankung führten, fanden sich in 7% der Fälle. Das Vorliegen einer beruflichen Belastung war kein Einschränkungskriterium, dies ist sicherlich bedingt durch die Vorselektion. Als wichtiges Entscheidungskriterium ergab sich die Langjährigkeit, die wie oben bereits ausgeführt, auch im wesentlichen ärztlich zu begutachten ist. Alle in der Berufskrankheitenliste angegebenen Kriterien zur BK 2108 waren bei 30% der Antragsteller und Antragstellerinnen erfüllt; §3-Fälle ergaben sich insbesondere, wenn kein Zwang zur Aufgabe der belastenden Tätigkeit vorlag; in einigen Fällen auch bei einer sich abzeichnenden Berufserkrankung vor Ablauf der 10-Jahres-Frist. Eine Ablehnung der BK 2108 wurde in 51% der Fälle vorgeschlagen, eine Anerkennung mit einer nicht rentenberechtigenden MdE von 10% bei 17%, eine MdE von 20% bei 11% und eine MdE von 30% bei 2% der Fälle.

Es ist hervorzuheben, daß bei dem jetzigen Kenntnisstand ein Kausalzusammenhang zwischen individuell durchgeführten Tätigkeiten und dem Auftreten der Bandscheibenerkrankung nicht sicher herzuleiten ist. Es wurde deshalb anhand der Kriterien des Gesetzgebers begutachtet und regelmäßige Pflegetätigkeit als schädigend vorausgesetzt. Besonders bewährte sich, daß im Rahmen des Forschungsprojekts die Gutachten in einer interdisziplinären Konferenz aller beteiligten Chirurgen, Orthopäden und Radiologen diskutiert und aufeinander abgestimmt wurden.

Literatur

1. Abenheim L, Suissa S, Rossignol M (1988) Risk of recurrence of occupational back pain over three follow up. Br J Industr Med 45:829
2. Boden SD, Wiesel W (1992) Compensation low back and neck pain. In: Rothman R, Simeone F (eds) The spine. Saunders, Philadelphia, pp 1909–1921
3. De Gaudemaris R, Blatier JF, Quinton D, Piazza E, Gallin-Martel C, Perdix A, Mallion JM (1986) Analyse du risque lombalgique en milieu professionel. Rev Epidem Santé Publ 34:308
4. Dehlin O, Hedenrud B, Horal J (1976) Back symptoms in nursing aides in a geriatric hospital. Scand J Rehab Med 8:42
5. Harber PH, Billet E, Gutowski M, SooHoo K, Lew M, Roman A (1985) Occupational low back pain in hospital nurses. J Occupat Med 27/7:518
6. Heliövaara M (1987) Occupation and risk of herniated lumbar intervertebral disc or sciatia leading to hospitalisation. J Chron Dis 40/3:259
7. Jensen R (1986) Work related injuries among nursing personnel in New York. Proceedings of the Human Factors Socienty, 30th Annual Meeting Human Factors Society, Santa Monica, CA, pp 244–248
8. Ljungberg AS, Kilbom A, Hägg GM (1989) Occupational lifting by nursing aides and warehouse workers. Ergonomics 32/1:59
9. Magora A (1974) Investigation of the relation between low back pain and occupation. Scand J Rehabil Med 6:81
10. Seide K, Wolter D, Grosser V (1993) Erste Erfahrungen mit der Anerkennung einer Wirbelsäulenerkrankung als Berufskrankheit. Unfallmedizinische Tagung des Landesverbandes Südwestdeutschland am 23./24. Oktober 1993, Baden-Baden
11. Venning P, Walter SD, Sitti LW (1987) Personal and job – related factors as determinants of incidence of back injuries among nursing personnel. J Occupat Med 29/10:820
12. Videman T, Nurminen T, Tola S, Kuorinka I, Vanharanta H, Troup JDG (1984) Low-back pain in nurses and some loading factors of work. Spine 9/4:400

Bisherige Erfahrungen bei Bauarbeitern und in Pflegeberufen mit der Begutachtung gemäß BK 2108

E. Hartwig, L. Kinzl, R. Eisele und P. Katzmeier

Einleitung

Mit der zweiten Änderung der Berufserkrankungsverordnung (BeKV) vom 18. 12. 92 wurden die bandscheibenbedingten Erkrankungen der Wirbelsäule in das Erkrankungsregister der Berufserkrankungen aufgenommen. Die BeKV M 2108 umfaßt bandscheibenbedingte Erkrankungen der LWS durch langjähriges Heben oder Tragen schwerer Lasten oder durch langjährige Tätigkeiten in Rumpfbeugehaltung, die zur Unterlassung aller Tätigkeiten gezwungen haben, die für die Entstehung, die Verschlimmerung oder das Wiederaufleben der Erkrankung ursächlich waren oder sein können. Analog gilt dies für die Erkrankungen der HWS (BeKV 2109) für langjähriges Tragen schwerer Lasten auf der Schulter sowie für die Vibrationsbelastungen der LWS (BeKV 2110) [3].

Voraussetzung für die Anerkennung einer Berufserkrankung ist die hinreichende Wahrscheinlichkeit des Zusammenhangs der beruflichen Tätigkeit mit dem bestehenden Krankheitsbild [6]. Es muß gefordert werden:

– die überdurchschnittlich wirbelsäulenbelastende Tätigkeit,
– eine langjährige Exposition (in der Regel über 10 Jahre),
– eine chronisch rezidivierende Erkrankung der Wirbelsäule.

Der Gutachter muß Stellung beziehen:
– zu anlagebedingten Erkrankungen,
– zur Zusammenhangsfrage der Exposition mit der Erkrankung,
– zur Ausprägung der Erkrankung,
– zur Frage der Verschlimmerung einer vorbestehenden Erkrankung,
– zur Notwendigkeit einer Berufsaufgabe,
– zur Festlegung der MDE,
– zu Präventionsmaßnahmen gemäß § 3 BeKV.

Insbesondere hinsichtlich der Ausprägung der Erkrankung mit versicherungsrechtlichen Folgen soll die Frage der Notwendigkeit der Kernspintomographie (MRT) für die Begutachtung geklärt werden.

Weiterhin besteht die Frage, ob eine unterschiedliche Exposition, hier bei Bauarbeitern und Pflegepersonal, zu einem unterschiedlichen Schädigungsmuster führt.

Patientengut und Methodik

In der Zeit vom April 1993 bis April 1994 wurden insgesamt 46 Patienten hinsichtlich der BeKV 2108 begutachtet, dabei handelte es sich um 23 Patienten aus Pflegeberufen sowie um 23 Bauarbeiter. Bei allen Patienten bestand eine chronisch rezidivierende Wirbelsäulenerkrankung.

Inhalte der Begutachtung waren neben der ausführlichen Anamnese, der Aktenlage und einem Schmerzfragebogen, die klinische und klinisch-neurologische Untersuchung, die Röntgenuntersuchung der HWS, BWS, LWS, LWS-Funktionsaufnahmen, eine Beckenübersichtsaufnahme, die MRT der LWS, Funktionsanalysen der Wirbelsäule (Zebris/Orthotronik) sowie das EMG der Rückenmuskulatur.

Die röntgenologischen Zeichen der degenerativen Veränderungen der LWS im jeweiligen Bewegungssegment wurden in 5 Ausprägungsgrade eingeteilt:

Grad 0: unauffälliger Bandscheibenraum, keine degenerativen Veränderungen
Grad 1: sichtbare minimale Höhenminderung des Bandscheibenraums im Vergleich mit den angrenzenden Bandscheiben, Vakuumphänomen der Bandscheibe
Grad 2: Abschlußplattenerosion, Osteochondrose, ventrale oder laterale Appositionen bis 2 mm, Bandscheibenerniedrigung bis 50%
Grad 3: ausgeprägte Abstützungsreaktionen ventral, Spondylarthrose, dorsale Abstützungsreaktionen, Bandscheibenerniedrigung über 50%
Grad 4: Gefügelockerung, Syndesmophyten

Eine analoge Graduierung erfolgte nach kernspintomographischen Kriterien [4, 5]:

Grad 0: unauffälliges Signalverhalten von Diskus und Wirbelkörper
Grad 1: herabgesetztes Bandscheibensignal im T_2-gewichteten Bild, Bandscheibendegeneration, Bandscheibenprolaps
Grad 2: degenerative Endplattenreaktion Type I nach Modic
Grad 3: Type II nach Modic (fettige Degeneration der subchondralen Endplatten)
Grad 4: Type III nach Modic, (Sklerosierung der Endplatten)

Die röntgenologische sowie die MRT-Begutachtung der einzelnen Patienten wurde zeitlich unabhängig voneinander vorgenommen. Die EMG-Untersuchung erfolgte mit einem Oberflächen-EMG (Fa. Noraxon); als pathologische Phänomene wurden gewertet:

- Rechts-links-Dysbalancen der Muskulatur,
- Rechts-links-Potentialdifferenzen,
- pathologisches Relaxationsverhalten,
- pathologische Ermüdungsphänomene.

Ergebnisse

Vergleicht man die Häufigkeit der röntgenologisch sichtbaren degenerativen Veränderungen mit den kernspintomographisch dargestellten Bandscheibendegenerationen beim gleichen Patientengut, so erkennt man die hohe Sensivität der MRT. Besonders in den am häufigsten betroffenen Bandscheibensegmenten L4/5 und L5/1 bleiben über 50% der bestehenden degenerativen Bandscheibenveränderungen dem radiologischen Befund verborgen (Abb. 1, 2).

In den insgesamt seltener und später befallenen oberen Segmenten der LWS zeigt sich eine ähnliche Häufigkeitsverteilung der dargestellten degenerativen Veränderung in beiden Untersuchungen.

Bei 170 röntgenologisch und kernspintomographisch ausgewerteten Bewegungssegmenten der LWS ergab sich lediglich in 66% der Fälle eine Übereinstimmung zwischen MRT und dem radiologischen Befund hinsichtlich bestehender degenerativer Veränderungen. In 25% der Fälle waren relevante kernspintomographisch nachweisbare Bandscheibendegenerationen röntgenologisch nicht nachvollziehbar,

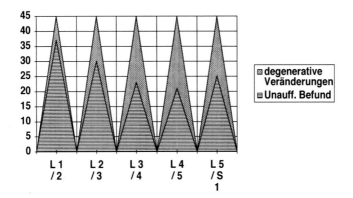

Abb. 1. Häufigkeit radiologisch sichtbarer degenerativer Veränderungen

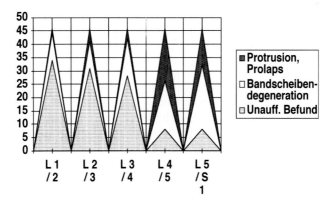

Abb. 2. Häufigkeit der im MRT nachgewiesenen Bandscheibendegenerationen

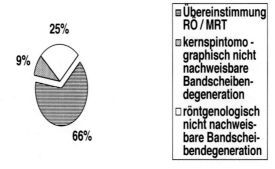

Abb. 3. Vergleich Röntgenuntersuchung und MRT hinsichtlich der dargestellten Bandscheibendegeneration

in 9% der Bewegungssegmente konnten bei röntgenologisch nachweisbaren knöchernen Appositionen kernspintomographisch Bandscheibendegenerationen ausgeschlossen werden (Abb. 3); weiterhin fanden sich in 26 Fällen für die Einschätzung der Ausprägung der Erkrankung relevante Bandscheibenvorfälle, sowie in einem Fall eine symptomatische spinale Enge.

Vergleicht man das Degenerationsmuster der Bauarbeiter mit dem der untersuchten Patienten aus den Pflegeberufen (Abb. 4), so zeigt sich in den unteren beiden Etagen eine gleiche Häufigkeit bestehender Bandscheibendegenerationen; in den oberen Segmenten der LWS sind degenerative Veränderungen bei den Bauarbeitern in höherer Frequenz anzutreffen, was jedoch auch auf das unterschiedliche Alterskollektiv der Patienten zurückzuführen sein könnte (Abb. 5).

Bei allen begutachteten Patienten wurde die Rückenmuskulatur mittels Oberflächen-EMG (Fa. Noraxon) untersucht. In 89% der

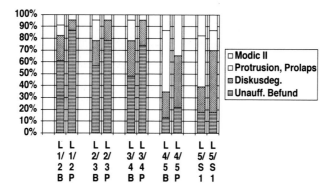

Abb. 4. Verteilungsmuster der degenerativen Bandscheibenveränderungen bei Bauarbeitern und Pflegepersonal im MRT

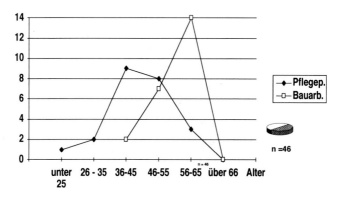

Abb. 5. Altersverteilung der begutachteten Patienten

Fälle fanden sich hier pathologische Erregungsmuster bei der durchgeführten statisch isometrischen Übung. So zeigten sich Potentialseitendifferenzen sowohl in der Ruhe – als auch in der Aktivitätsphase wie auch verzögerte Relaxationen, pathologische Ermüdungsphänomene und koordinative Dysfunktionen (Abb. 6).

Begutachtungspraxis

Im oben genannten Zeitraum wurde bei 61% der begutachteten Patienten das Vorliegen einer Berufserkrankung abgelehnt, in 28% der Fälle erfolgte eine Anerkennung, bei 11% wurden Maßnahmen gemäß § 3 empfohlen (Abb. 7).

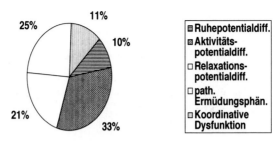

Abb. 6. Pathologische EMG Befunde der Rückenmuskulatur

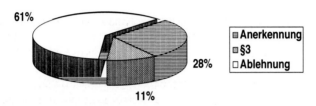

Abb. 7. Begutachtung nach BK 2108

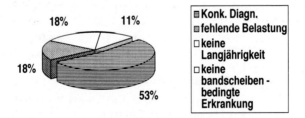

Abb. 8. Gründe für die Ablehnung gemäß BK 2108

Voraussetzungen für die Anerkennung einer Berufserkrankung sind:

- die überdurchschnittlich wirbelsäulenbelastende Tätigkeit,
- eine langjährige Exposition (in der Regel über 10 Jahre),
- das Vorliegen einer chronisch rezidivierenden Erkrankung der Wirbelsäule.

Gründe für die Ablehnung der Berufserkrankung waren in erster Linie konkurrierende Diagnosen, häufig im Sinne von belastungsferner Bandscheibendegeneration. In 36% der Fälle war eine überdurchschnittlich wirbelsäulenbelastende Tätigkeit oder eine Langjährigkeit der Belastung nicht gegeben (Abb. 8). In 11% der Fälle konnte eine bandscheibenbedingte Erkrankung der LWS durch den Einsatz der MRT ausgeschlossen werden. Die oben genannten Voraussetzungen für die Anerkennung einer Berufserkrankung sollten bereits im Vorfeld der Begutachtung von Seiten der Berufsgenossenschaften unter Konsultation des technischen Aufsichtsdients und des Beratungsarztes geprüft werden, um so sinnlose Begutachtungen zu vermeiden.

Diskussion

Der Einsatz der MRT in der Begutachtung wird kontrovers diskutiert. Der direkte Vergleich des MRT mit der Röntgenuntersuchung hat gezeigt, daß Bandscheibendegenerationen dem konventionell röntgenologischen Befund häufig verborgen bleiben, so daß eine Begutachtung ohne MRT rechtlich anfechtbar ist. Die hohe Sensivität der Methode hinsichtlich degenerativer Veränderungen des Bandscheibengewebes [1] kann nicht als Grund für die Unterlassung der Untersuchung in der Begutachtung angeführt werden; auch röntgenologisch-degenerative Veränderungen sind bereits in jungen Jahren nachweisbar und nicht zwangsläufig mit Beschwerden korrellierbar [2]. Das Wissen um eine bestehende Bandscheibendegeneration, die mit Beschwerden einhergeht, wird jedoch früher zu Präventionsmaßnahmen führen und so das Entstehen von Berufserkrankungen langfristig verhindern.

Vorteile des MRT gegenüber der CT sind die fehlende Strahlenbelastung, insbesondere bei der Untersuchung mehrerer Wirbelsäulensegmente, die Darstellung der gesamten LWS und die bessere Darstellung der neuralen Strukturen. Zeichen einer alleinigen Bandscheibendegeneration ohne Vorfall können im CT bis auf das selten auftretende Vakuumphänomen nicht dargestellt werden. Die Kosten einer CT-Untersuchung, die über mehrere Segmente erfolgen muß, um eine entsprechende Aussage machen zu können, sind nur unerheblich niedriger als die eines MRT.

Mit der Durchführung des transkutanen EMG kann die Funktion der Rückenmuskulatur überprüft werden und eine Indikation zu Rehabilitationsmaßnahmen gestellt werden. Therapieerfolge können dokumentiert werden.

Als nicht-invasive Methode ist das transkutane EMG in der Begutachtung einsetzbar.

Aufgrund der Häufigkeit der Wirbelsäulenbeschwerden auch in nicht belasteten Bevölkerungsgruppen erfordert die Begutachtung gemäß BeKV 2108 eine eingehende Diagnostik und Abgrenzung gegenüber nicht bandscheibenbedingten, beispielsweise muskulär bedingten Problemen.

Vielleicht gelingt es durch Einsatz von MRT und EMG zusätzliche Kriterien zur Abgrenzung der berufsbedingten Schädigungsmuster zu schaffen.

Literatur

1. Boden SD, Davis DO, Dina TS, Patronas NJ, Wiesel SW (1990) The incidence of abnormal lumbar spine MRI scans in asymptomatic patients: a prospective and blinded investigation. J Bone Joint Surg [Am] 72/3:403-408
2. Krämer J (1994) Bandscheibenbedingte Erkrankungen als Berufskrankheit. Arbeitsmed Sozialmed Umweltmed 29:70-74
3. Mehrtens G, Perlebach E (1977) Die Berufskrankheitenverordnung. Schmidt, Berlin
4. Modic MT, Masaryk TJ, Ross JS et al. (1988) Imaging of degenerative disk disease. Radiology 168:177-186
5. Modic MT, Steinberg PM, Ross JS et al. (1988) Degenerative disk disease: assessment of changes in vertebral body marrow with MR imaging. Radiology 166:193-199
6. Rompe G, Erlenkämper A (1992) Die Begutachtung des Bewegungsapparates, 2. Aufl. Thieme, Stuttgart

Teil V
Diskussion

Zusammengefaßt und redigiert von
K. Seide und D. Wolter

Gesetzliche Grundlagen, Wissensstand Epidemiologie

Bandscheibenbedingte Erkrankung

Weidner berichtet, daß unter den Neurochirurgen eine kritische Einstellung zur BK 2108 bestehe, da wissenschaftliche Kriterien zur Beurteilung der Kausalität fehlten. Während die Relation zwischen Belastung und Morphologie nachvollzogen werden könne, gebe es bisher keine sicheren Erkenntnisse über den Zusammenhang zwischen Morphologie und Erkrankung. Der Begriff der Erkrankung sei bisher nicht ausreichend definiert. Immerhin arbeiteten 50% der mit einem Bandscheibenvorfall behandelten Schwerarbeiter nach dem Vorfall in ihrem Beruf. Neurochirurgische Erfahrungen legten darüber hinaus nahe, daß nicht nur mechanische Ursachen sondern bioimmunologische Veränderungen oder Entzündungen, etwa durch in den Spinalkanal eindringende Substanzen, für die Schmerzentstehung wichtig sind.

Wentzensen fordert eine Präzisierung der verwendeten Begriffe, wie „morphologische Veränderung", „bandscheibenbedingte Erkrankung", „Alterung", „Anpassung", „Degeneration".

Hansis weist darauf hin, daß Beschwerden, klinischer Befund und radiologischer Befund kongruent sein müssen; diese Trias sei ein wichtiges Kriterium für die Erkrankung.

Berufliche Exposition

Es wird die Frage gestellt, ob die Zugehörigkeit zu einer Berufsgruppe und das Vorliegen eines Wirbelsäulenleidens „genügt", um die Kausalität herzustellen, wenn zumindest konkurrierende Erkrankungen ausgeschlossen sind.

Bolm-Audorf vertritt die Meinung, daß bei mehr als einer Verdoppelung des relativen Risikos für eine Berufsgruppe im Vergleich zur Wohnbevölkerung eine Anerkennung nach Ausschluß der außerberuflichen Ursachen, nach Ermittlung der Expositionshöhe und Expositionsdauer, prima vista möglich sei.

Höchstrichterlich sei für strahlenbedingte Tumoren eine Überschreitung der Verdoppelungsdosis als Kriterium angesetzt worden[1]. Im Falle der Wirbelsäulenerkrankungen sei zwar keine Dosis-Wir-

---

[1] Anmerkung von Blome: Es handelt sich um eine Entscheidung des Bayerischen Landessozialgerichts, dem eine besondere Einzelfallgestaltung zugrunde lag.

kungs-Beziehung bekannt, bei einer Verdoppelung des relativen Risikos seien jedoch mehr als 50% der Erkrankungsfälle beruflich bedingt, und das sei das Kriterium für Wahrscheinlichkeit.

Bonnermann erwidert, daß im Einzelfall die Zuordnung zwischen Belastung und Schaden erforderlich ist, ein Anscheinsbeweis sei nicht akzeptabel. Eine Verdoppelung sei nirgends festgelegt. Es sei festzuhalten, daß die Einzelfallprüfung zwingend erforderlich ist und hierbei nicht auf statistische Werte abgestellt werden kann.

Begutachtungskriterien

Mehrhoff schlägt folgende Kriterien für die Begutachtung vor:

1. Je stärker die Exposition, desto geringere Anforderungen hat man an den Ausschluß außerberuflicher Ursachen.
2. Der Erkrankungsverlauf ist ein wichtiges Maß.
3. Drehbewegungen und Beschleunigungen sind zu beachten.
4. Das Alter ist zu beachten.
5. Die Epidemiologie stellt nicht nur das Kriterium für die generelle Geeignetheit, sondern auch für die Beurteilung der Wahrscheinlichkeit dar, ist insofern auch als Ableitung für den Einzelfall nutzbar.

Fazit

Ein genereller Zusammenhang zwischen beruflichen Einwirkungen und Bandscheibenerkrankungen ist aufgrund der Epidemiologie anzunehmen. Die Begutachtung des Zusammenhangs erfolgt somit auf dem Hintergrund der Epidemiologie.

Allerdings können die Ergebnisse epidemiologischer Untersuchungen gerade bei Wirbelsäulenverschleißerkrankungen eine individuelle Prüfung des Ursachenzusammenhangs anhand der Umstände des Einzelfalls nicht ersetzen.

Anatomie und Biomechanik der Bandscheibendegeneration

Osteofibröse Räume

Wolter unterstreicht die Gedanken von Müller-Gerbl, daß den Faszienräumen eine entscheidende Bedeutung zukommt. Es wurde an den Extremitäten nachgewiesen, daß achsiale Kräfte zu einem großen Prozentsatz über Muskulatur und Faszienräume übertragen werden. Diese Gedanken sind auch wichtig für das Verständnis der Diskusveränderungen und bilden die Grundlage des Rückenschulkonzepts.

Beanspruchung der Wirbelsäule

Pangert führt aus, daß nur Ermittlung der arbeitstechnischen Voraussetzungen aus Sicht der Ingenieurs folgende Faktoren beachtet werden müssen: Last, Körperwinkel (Beugung, Drehung), Beschleunigung, Häufigkeit und Dauer der Tätigkeit sowie Trainingszustand. Er entwickelt ein Verfahren, um vor Ort diese Parameter zu erheben. Erforderlich sei ein Modell, um aus den Belastungen auf die Beanspruchungen zu schließen zu können, und die Entwicklung eines „Dosismodells". Aus den Entwicklungen soll eine „tätigkeitsspezifische Datenbank" resultieren. Grundsätzlich solle eine enge Zusammenarbeit zwischen Arzt und Techniker erfolgen. Den Ausführungen wird allgemein zugestimmt.

Pathologisch-anatomische Untersuchungen

Weller schlägt vor, pathologisch-anatomische oder anatomische Untersuchungen an Leichen durchzuführen, diese könnten Aufschluß über Bandscheibenveränderungen aufgrund des Lebensalters und deren Beeinflussung durch berufliche Belastungen ergeben. Größere Studien hierzu sind nicht bekannt. Es ist jedoch besonders schwierig bei Verstorbenen verläßliche Angaben über die berufliche Anamnese zu bekommen. Aus biomechanischer Sicht sollten bei pathologisch untersuchten Wirbelsäulen Funktionstests durchgeführt werden. In der Literatur beschriebene Untersuchungen an einer kleinen Zahl von Wirbelsäulen ergaben, daß degenerative Veränderungen im Bereich der unteren LWS (L5/S1, L4/L5) beginnen und im Verlauf weitere Segmente befallen – ohne Unterschiede zwischen den Berufsgruppen.

Im Hinblick auf die Bewertung von Kernspinuntersuchungen wäre von Interesse, das morphologische Substrat, den Verlust des Wassergehalts und die klinische Symptomatik zu korrelieren.

Stellenwert des NMR

Intensiv diskutiert wird der Stellenwert des NMR im Rahmen der Begutachtung, da verschiedentlich die Meinung vertreten wird, ein NMR sei für die Beurteilung unabdingbar. Vorteile bietet das NMR in der Beurteilung der Weichteile, während Nachteile gegenüber dem CT bei der Beurteilung knöcherner Veränderungen bestehen. Die Strahlenbelastung, welche bei einem CT der gesamten LWS auf den Patienten einwirkt, ist zu bedenken.

Häufig werden falsch-positive Veränderungen in NMR beschrieben; weitere Untersuchungen zur Wertigkeit von NMR-Befunden sind deshalb unbedingt erforderlich. Untersuchungen an Kontrollgruppen werden in Ulm durchgeführt werden. So lange sollte ein NMR nicht zwingend gefordert werden. Es ist jedoch möglicherweise sinnvoll, regelmäßig ein NMR durchzuführen, um ein zusätzliches Vergleichsgut zur Verfügung zu haben.

Aus neurochirurgischer Sicht wird darauf hingewiesen, daß das NMR die einzige Methode zur Darstellung von Bandscheiben ist, darüber hinaus auch weitere konkurrierende Erkrankungen wie Neuronome, Kaudastörungen oder Borreliose darstellt, die in einer größeren Klinik in etwa 5 Fällen von 1000, welche auf Bandscheibenerkrankungen behandelt worden waren, auftraten.

Zukünftig wird dem NMR sicherlich ein großer Stellenwert zukommen. Brandenburg fragt nach einem Indikationskatalog für das NMR, insbesondere da sonst möglicherweise Entscheidungen nach Aktenlage, unter Hinweis auf das fehlende NMR, Probleme ergeben könnten. Es wird vorgeschlagen, vor Durchführung des Kernspins eine Selektion mittels Röntgenfunktionsaufnahmen durchzuführen. Zur nativröntgenologischen Diagnostik wird festgestellt, daß es bisher keine klaren Angaben gibt, welche Befunde als altersgemäß anzusehen sind.

Fazit

Es besteht Konsens, daß die Empfehlung ausgesprochen werden kann, eine Kernspintomographie durchzuführen. Das NMR wird in Zukunft eine zunehmende Bedeutung bei der Begutachtung von

Bandscheibenerkrankungen erlangen. Ein großzügiger Einsatz des NMR wird befürwortet. Grundlagenuntersuchungen zur Erarbeitung von Standards sind erforderlich. Bei dem derzeitigen Wissensstand ist es nicht gerechtfertig, die NMR-Untersuchung grundsätzlich zu fordern.

Mono- und mehrsegmentale Manifestation, richtunggebende Verschlimmerung, Begutachtungspraxis

Monosegmentaler-polisegmentaler Befall

NMR-Untersuchungen ergaben, daß ein „polisegmentaler Befall" häufig ist, in 30–50% der Fälle ohne röntgenologisches Korrelat. Degenerative Veränderungen treten im natürlichen Altersverlauf auf und betreffen, meistens von dem schwächsten, unteren Segment L5/S1 ausgehend, ein oder mehrere Segmente.

Rehder weist auf eine Untersuchung von Riihimäki hin, in welcher Betonarbeiter und Maler verglichen wurden. Das Schadensbild im Bereich der LWS zeigte eine deutliche Altersabhängigkeit, ein Maximum bei L5/S1, sowie eine Linksverschiebung von 5–10 Jahren bei den schwer arbeitenden Bauarbeitern.

Das klinische Bild kann sich monosegmental oder mehrsegmental darstellen. Es ist derzeit davon auszugehen, daß beruflich bedingte und natürliche Bandscheibendegeneration gleichartige Verteilungsmuster zeigen und sich gegenseitig überlagern.

Hansis berichtet, daß in Bonn nach bisherigen Erfahrungen 22% der Fälle zur Anerkennung empfohlen wurden. Als Kriterium wurde angesetzt, daß eine Kongruenz aus Schmerzanamnese, aktuellen Schmerzen, aktueller Funktion sowie Röntgenbefund besteht und die Exposition zu Lokalisation und Schadensausmaß paßt. In diesen Fällen gäbe es keinen vernünftigen Grund mehr, die Berufskrankheit abzulehnen. Allerdings spiele nach den bisherigen Erfahrungen bei Mitarbeitern im Baugewerbe der monosegmentale Schaden eine ausgesprochen untergeordnete Rolle. Vorrangig wird hier entweder ein oligosegmentaler Befall oder aber eine diffuse gleichmäßige Schädigung aller Wirbelsäulenabschnitte angetroffen. Es gebe keinen Grund, eine monosegmentale Erkrankung allgemein als Ausschlußkriterium zu werten. Diese Frage ließe sich jedoch möglicherweise durch die Festellung belastungsspezifischer Verschleißformen klären.

Ludolph berichtet, daß nur 10% seiner Fälle sich auf die Frage mono- oder mehrsegmental zuspitzten. In 2% der Fälle (inkl. der Entscheidungen nach Aktenlage) konnte aus medizinischer Sicht eine Anerkennung empfohlen werden. Insbesondere dürfe am Vorliegen eines Schadens kein Zweifel bestehen. Altersentsprechende Veränderungen seien kein Schaden.

MdE

Bolm-Audorf bemerkt, daß oft eine nicht begreifbare Diskrepanz zwischen der Begründung einer EU-Rente und der Einschätzung der MdE im Rahmen der Begutachtung zur Berufserkrankung besteht. So wird in einem Beispielfall einerseits empfohlen, nur noch 2 h täglich zu arbeiten, andererseits die MdE mit lediglich 10% eingeschätzt. Antragstellern mit entsprechenden Rückenbeschwerden sei ein großer Teil des Arbeitsmarktes verschlossen. Es sei deshalb zu diskutieren ob die empfohlenen Einschätzungen nicht zu niedrig seien.

Es wird unter allgemeiner Zustimmung erwiedert, daß die MdE im Rahmen der Begutachtung zur BK 2108 aufgrund der Funktion und in Anlehnung an die Einschätzungen im Rahmen der Unfallbegutachtung festgestellt werden soll. Hier werden 10–20%, lediglich bei schwerwiegenden neurologischen Ausfällen 30% oder mehr angesetzt.

Brandenburg bemerkt, daß eine für die Einschätzung der MdE ausgesprochene Verschlossenheit bestimmter Berufsbereiche nicht vorschnell bejaht werden darf, da vor Aufgabe der Tätigkeit Maßnahmen am Arbeitsplatz durchgeführt werden können. Es ist dabei zu unterscheiden zwischen einer aus prophylaktischen Gründen ausgesprochenen Empfehlung, bestimmte Berufe bei einer ungünstigen körperlichen Disposition nicht zu ergreifen und einer konkret zu erwartenden, unvermeidbaren Verschlimmerung eines krankhaften Wirbelsäulenschadens bei der Verrichtung bestimmter Berufstätigkeiten. Diese Unterscheidung gibt es auch für die Haut- und Atemwegserkrankungen.

Bisherige Erfahrungen, Falldiskussionen, Zukunftsaspekte

Altersverteilung

Bandscheibenvorfälle zeigen bei den begutachteten Krankenschwestern eine Häufung im Alter von etwa 35 Jahren. In der Normalbevölkerung liegt das Maximum bei 40–45 Jahren. Es stellt sich die Frage, ob somit Bandscheibenvorfälle bei Schwestern in dieser Altersgruppe als nicht berufsbedingt anzusehen sind. Ein Schluß in dieser Richtung kann aus den vorliegenden Zahlen nicht abgeleitet werden.

Spinalstenose

Spinalstenosen werden seit Einführung des CT relativ häufig festgestellt. Während die konzentrische Stenose eine anlagebedingte Störung ist, ist die Einengung aufgrund hypertrophierter Facettengelenke unter anderem im Rahmen einer Bandscheibenerkrankung möglich. Die Abgrenzung ist hier besonders schwierig. Auch können bei vorhandener Spinalstenose möglicherweise geringe Bandscheibenprotrusionen bereits ein Krankheitsbild hervor rufen, obwohl sie normalerweise nicht zu Beschwerden führen würden. Aus juristischer Sicht ist abzugrenzen, ob die bandscheibenbedingte Erkrankung den Verlauf wesentlich beeinflußt hat oder ob die anlagebedingte bzw. die nicht bandscheibenbedingte Veränderung allein dazu ausgereicht hätte, die Beschwerden zu verursachen. Die Beurteilung der Spinalstenose ist aus gutachterlicher Sicht oft problematisch.

Kurzbeurteilungsverfahren (Vorfeldverfahren)

Ein Kurzbeurteilungsverfahren unter Einschaltung eines beratenden Arztes muß sachgerecht gehandhabt werden. Insbesondere sollte eine Ablehnung eines ursächlichen Zusammenhangs, die auf konkurrierende anlagebedingte Faktoren gestützt wird, nur ohne eine Zusammenhangsbegutachtung mit eingehender Untersuchung ausgesprochen werden, wenn die aktenkundigen Befunde den Krankheitszustand vollständig dokumentieren.

Abschließendes Statement durch Hansis

Wir suchen bei der Begutachtung nach einem ein- oder mehrsegmentalen Schaden, bei dem die Schmerzanamnese, aktuelle Schmerzen, Funktionseinschränkungen, Standardröntgenbild und Exposition kongruent sind. Wenn die Kongruenz nicht nachweisbar ist oder Fragen offen sind, ergänzen wir die Diagnostik durch Funktionsaufnahmen oder NMR.

Springer-Verlag und Umwelt

Als internationaler wissenschaftlicher Verlag sind wir uns unserer besonderen Verpflichtung der Umwelt gegenüber bewußt und beziehen umweltorientierte Grundsätze in Unternehmensentscheidungen mit ein.

Von unseren Geschäftspartnern (Druckereien, Papierfabriken, Verpackungsherstellern usw.) verlangen wir, daß sie sowohl beim Herstellungsprozeß selbst als auch beim Einsatz der zur Verwendung kommenden Materialien ökologische Gesichtspunkte berücksichtigen.

Das für dieses Buch verwendete Papier ist aus chlorfrei bzw. chlorarm hergestelltem Zellstoff gefertigt und im pH-Wert neutral.

Druck: Mercedesdruck, Berlin
Verarbeitung: Buchbinderei Lüderitz & Bauer, Berlin